JN083444

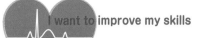

看護の現場ですぐに役立つ

心臓血管外科看護

患者さんの経過に応じて手厚くサポート！

前田 浩 編著

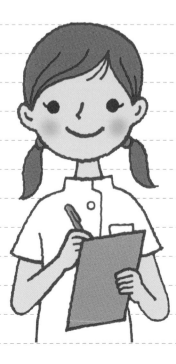

秀和システム

はじめに

　循環器疾患は、日本人の主要な死因の1つですが、これらは単に死亡を引き起こすだけでなく、急性的治療や後遺症治療のために、個人にも社会にも大きな負担となっています。さらに、今後の日本ではますます少子高齢化が進んでいくことで、循環器疾患に関しても医療や看護へのニーズが高まっていくことは必至です。

　一方で、近年の医療の進歩は急速に進み、ロボット支援下手術などの低侵襲手術が普及し、今まで治療の困難だった重症患者の快復例が増加しています。以前よりも短い入院期間の中で高度な手術を受け、社会復帰や日常生活への復帰ができるよう支援することが求められています。

　心臓血管外科手術における看護では、解剖生理や疾患の理解だけでなく、人工心肺装置や大動脈内バルーンパンピングなどの補助循環に対する知識が求められるほか、手術という未知のものへの不安を抱く患者に対するケアや、術後のリハビリテーション、在宅で使用できるリソースや制度など、幅広い知識が求められてきます。

　病院内や在宅において、看護師は患者と関わる時間が最も長い医療者だからこそ、患者のわずかな変化に気づくことができ、その気づきが患者や家族を救うことになります。

　手術前から手術後、さらには在宅までの幅広い知識を、すべて追求して学んでいくことは、非常に難しいことではありますが、本書をもとに、心臓手術を受ける患者がどのような経過をたどり、どのような看護問題があり、どのような看護を行っていくかを学んでいただければと思います。本書が、心臓血管看護を学ばれる方々にとっての一助となれば幸いです。

著者を代表して　前田　浩

看護の現場ですぐに役立つ
心臓血管外科看護

chapter 1 心臓・血管のしくみを知る

chapter 2 心臓血管外科手術とは

chapter 3 術前看護のポイント

chapter 4 ICUの看護

chapter 5 術後看護のポイント

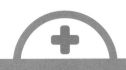

本書の特長

　「心臓血管外科手術」は、弁膜症に代表される心臓内の疾患と、心臓の栄養血管である冠動脈疾患（虚血性心疾患）、大動脈瘤に代表される大血管疾患に大別されます。本書では、各疾患の病態生理を中心に、手術前から、ICUでの急性期看護、リハビリテーションを含めた手術後までの看護のポイントを解説しています。また、今後増加するであろう、在宅での医療や看護についても解説しています。本書は、心臓血管外科手術に必要な知識と、皆さんの日常の看護実践が結びつくよう、明日からの実践に役立つ内容となっています。心臓血管外科看護の入門編として、図や写真、わかりやすい表現で解説していますので、これから心臓血管外科看護を始める人や始めて間もない人にとっても、大変読みやすい内容になっています。

役立つポイント1　心臓と血管の解剖生理がわかる

　心臓と血管の解剖生理を理解することは、看護のはじめの一歩になります。血液の流れや心臓が拍動しているメカニズムやドレーンが入っている位置を把握できるだけでなく、胸部レントゲンやCT画像を読影する際にも役立ちます。

役立つポイント2　心臓・大血管の疾患が看護実践と結びつく

　ポイント1の解剖生理をもとに、各疾患がどのようなメカニズムで起きているのかを説明しています。メカニズムを知ることで、日常行っている観察やアセスメントなどに結びつくよう説明します。

役立つポイント3　心臓血管外科手術がわかる

　心臓血管外科手術といっても、弁膜症、冠動脈疾患、大血管疾患と3つに大別され、さらに細かな手術に分かれます。手術適応に加え、細かな手術方法を示しています。また、大半の手術に必要不可欠な人工心肺装置についても説明します。

役立つ ポイント4　術前の看護のポイントがわかる

　手術2～3日前という短い期間の中でも、必要な看護は変わりません。今回、「循環」「呼吸」「精神的・社会的側面」に焦点をあて、看護を説明しています。特に、「心臓」という生死に直結する臓器を手術する患者の不安について説明します。

役立つ ポイント5　ICUでの看護を知る

　心臓血管外科手術後で、最も重要となる「循環管理」を中心に、循環作動薬や輸液管理などを丁寧に説明しています。また、「ドレーン管理」として、出血の性状や観察方法の説明に加え、「呼吸ケア」についても理解を深めることができます。さらには、心臓血管外科手術後に多く見られる「せん妄」について、評価方法や予防策を理解することができます。

役立つ ポイント6　術後のリハビリテーションがわかる

　心臓血管外科手術後、重要となることは「早期離床」です。「せん妄」への予防策としても早期離床は重要ですが、廃用症候群や術後合併症を予防していくうえでも、看護師と理学療法士が一体となって行っていく必要があります。

役立つ ポイント7　在宅での看護がわかる

　在宅療養をする患者の特徴から、利用できる制度、社会資源までを丁寧に説明しています。また、実際に訪問看護を導入する際の流れについても理解できます。

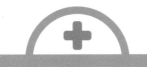

本書の使い方

　本書はchapter 1から7までで構成されています。

　これから心臓血管外科患者の看護に携わっていく方にとっては、必要となる知識をこの一冊で学べるものとなっています。心臓血管外科に数年携わっている方にとっては、日常の看護実践の根拠を再確認できる内容となっています。

　これから心臓血管外科の看護を学ばれる方は、chapter 1から順に読み進めていただき、心臓血管外科患者がどのような経過をたどるのかを見てみてください。全体を把握したうえで、読者の皆さんが看護実践を行っている（または行う予定の）部分を中心に、再度理解を深めていくことをお勧めします。心臓血管外科に数年携わっている方は、看護実践を行っている部分を中心に読み進めていただき、前後の看護との関わりがどうなっているか、継続して関われることがないかという視点で読み進めていってください。例を挙げますと、心臓血管外科手術後は、せん妄発症率が高いことは周知の事実かと思いますが、この事象に対して、ICUではどのような看護実践が行われているかを知ることで、病棟で行う看護実践との一貫性や継続性を保つことができます。また、心臓リハビリテーションについて理解することが、病棟での日常の看護実践の中に、心臓リハビリテーションの視点を加えることにつながります。

　本書は、長らく循環器専門病院で循環器看護や心臓リハビリテーションに携わってきたエキスパートによって執筆されています。心臓血管外科手術という特定の領域について、手術前から手術後、在宅まで一連の看護がこの一冊で網羅できるようになっています。心臓血管外科看護の質の向上や後進者の育成に役立てていただけたら幸いです。

この本の登場人物

本書の内容をより深く理解していただくために
医師、ベテランナース、先輩ナースから新人ナースへ、アドバイスやポイントの説明をしています。

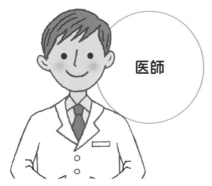

医師

病院の勤務歴8年。的確な判断と処置には定評があります。

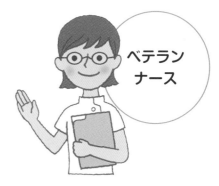

ベテランナース

看護師歴10年。優しさの中にも厳しい指導を信念としています。

先輩ナース

看護師歴5年。身近な先輩であり、新人ナースの指導役でもあります。

新人ナース

看護師歴1年。看護の関わり方、ケアについて勉強しています。医師や先輩たちのアドバイスを受けて早く一人前のナースになることを目指しています。

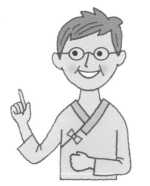

患者の皆さん

患者さんからも、ナースへの気持ちなどを語っていただきます。

MEMO

chapter 1

心臓・血管のしくみを知る

このchapterでは、次の内容について理解しましょう。

・心臓は主に４つの真腔と４つの弁膜で構成される。

・心臓が動くためには、冠動脈と刺激伝導系が重要な役割を担っている。

・心臓の病気の中で成人疾患は、心臓の中の弁尖に異常が生じる「弁膜症」、心臓
  への栄養血管の異常が生じる「虚血性心疾患」、血液を全身に送る血管の異常
  である「大血管疾患」の３つに大別される。

心臓の構造

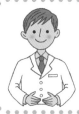

心臓は、4つの真腔（右心房、右心室、左心房、左心室）とそれらに出入りする4つの大血管（大静脈、大動脈、肺動脈、肺静脈）、左右心室の出入り口に位置する4つの弁膜（三尖弁、肺動脈弁、僧帽弁、大動脈弁）から成り立っています。

✚ 心臓の位置と形

　心臓は、左右の肺に挟まれ、横隔膜の上方、やや斜めに位置している。重さは、成人では約250〜300gで心膜に覆われています。上部を心底といい、第2肋間の高さに固定されており、ここから下端が出入りしています。

▼心臓の位置

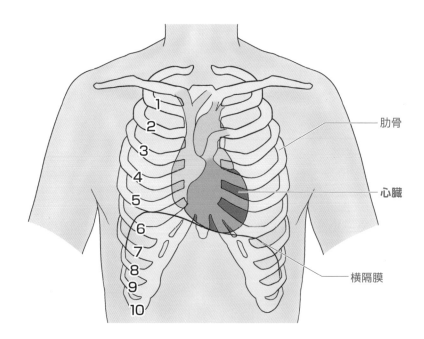

1
2
3
4
5
6
7
8
9
10

肋骨

心臓

横隔膜

心臓の４つ真腔

心臓は、中隔で左右に区切られ、左右の腔は弁によってさらに上下に分けられます。分けられた区分けの右上が右心房、右下が右心室、左上が左心房、左下が左心室となります。心房は、大静脈および肺静脈から還流してきた血液を溜め、心室に送り出す役割を持っています。心室は、血液を心臓から大動脈や肺動脈の血管へ送り出す役割を持つため、筋肉は心房よりも厚くなっています。さらに、全身に血液を送り出す左心室の筋層は、右心室と比べて約３倍の厚みを持っています。

▼前胸部から見た心臓の位置

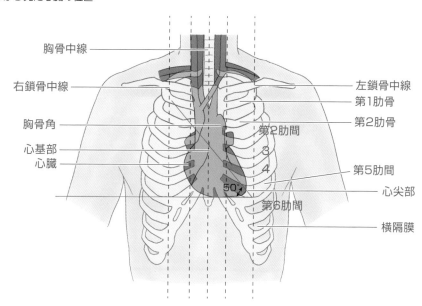

▼心臓の構造

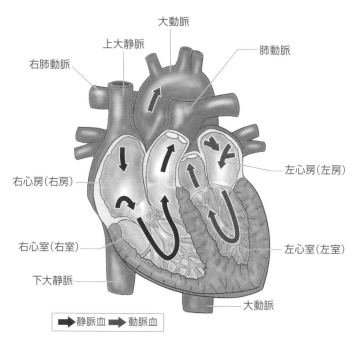

弁膜

●三尖弁

三尖弁は、右心房と右心室の間に位置する弁膜であり、3つの弁尖よりなります。3つの弁尖は**前尖、後尖、中隔尖**と呼びます。前尖が最も大きく、次いで中隔尖、後尖となります。弁尖を保持する腱索と乳頭筋が付属します。

●肺動脈弁

肺動脈弁は、右心室と肺動脈の間に位置する弁膜であり、3つの半月状の弁尖からなります。他の弁のように弁輪というものを持たず、右室流出路によって支えられています。それぞれの弁尖は、**左半月弁、右半月弁、前半月弁**と呼びます。

●大動脈弁

大動脈弁は、左心室と大動脈の間に位置する弁尖です。3つの半月弁で構成されており、三尖弁や僧帽弁にあるような腱索や乳頭筋は付属していません。3つの半月弁は、冠動脈開口部との関係で**左冠尖、右冠尖、無冠尖**と呼ばれています。弁尖は、バルサルバ洞内に位置しています。

●僧帽弁

左心房と左心室の間に位置するのが房室弁であり、2つの弁で構成されています。前尖と後尖からなっており、占有面積では前尖のほうが大きく、後尖のほうが小さいのですが、弁輪周囲の約1/3を前尖、約2/3を後尖が占めます。また、僧帽弁には、弁尖を保持する腱索と乳頭筋が付属しており、これらが正常に機能しないと僧帽弁も正常に機能しません。

▼三尖弁と僧帽弁の構造僧帽弁

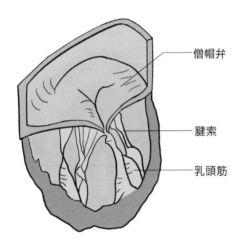

僧帽弁

腱索

乳頭筋

▼僧帽弁の場合

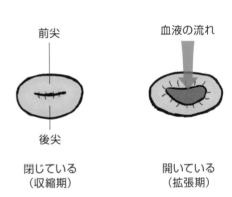

前尖

後尖

閉じている
（収縮期）

血液の流れ

開いている
（拡張期）

三尖弁、僧帽弁ともに心室から突き出した乳頭筋があり、
そこから糸状の腱索が出ている。

▼大動脈弁と肺動脈弁の構造

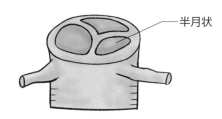

大動脈弁

半月状

閉じている
（拡張期）

血液の流れ

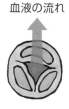

開いている
（収縮期）

大動脈弁と肺動脈弁には、腱索、乳頭筋が付属しない。
3枚の半月状の弁膜がポケット状に付いている。

● **冠動脈**

　心腔壁を栄養する冠動脈は、大動脈基部から左冠状動脈と右冠状動脈に分岐し、心外膜から心筋組織内に血流を供給します。左冠状動脈は、左冠動脈主幹部から、**左回旋枝**および**左前下行枝**と呼ぶ大きな2本の動脈に分かれます。アメリカ心臓協会（AHA）では、冠動脈を1～15画に分類しています。左回旋枝、左前下行枝、右冠状動脈ともに心筋組織中を広く環流して、心臓に酸素と栄養を供給したのち、静脈系を経て、右心房内にある冠状静脈洞に戻ります。

▼冠動脈

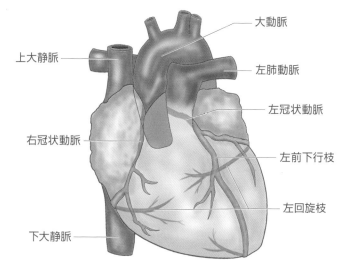

大動脈

上大静脈

左肺動脈

左冠状動脈

右冠状動脈

左前下行枝

左回旋枝

下大静脈

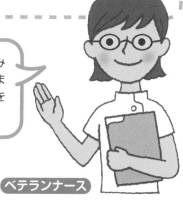

心臓の構造を理解することは、心臓血管看護を身体のしくみと関連づけて理解しようとする際に、大変重要になってきます。また、血液の流れなどを理解することで、患者の症状を予測できるようになり、看護につなげることができます。

ベテランナース

血管の構造

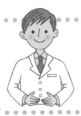

血管は、動脈、静脈ともに3層構造ですが、静脈に比べて動脈のほうが平滑筋が発達しています。心臓では筋肉細胞が自動的に興奮を起こし、収縮と弛緩を繰り返しています。

動脈

動脈は、静脈に比べて壁は厚く丈夫で、伸縮性と弾力性に富み、断面は円形をなしており、静脈弁のような弁はありません。外膜、中膜、内膜という3層構造となっています。扁平な内皮細胞からなる薄い内膜、平滑筋と弾性線維で構成される厚い中膜、中膜を取り巻く結合組織からなる外膜の3層でできています。心臓から出る太い動脈は、弾性型動脈といい、心筋の収縮による高い圧力に対応するため、弾力性に富む弾性線維が平滑筋をしのいで発達しています。臓器に分布している中〜小型動脈や細動脈は、中膜の平滑筋がよく発達していて**筋肉型動脈**と呼ばれ、筋肉の収縮によって血圧や血液の配分を調整しています。

左心室から出た大動脈は、5cmほど上行し、弓のように屈曲し頭側から足側のほうに向かいます。上に向かう部分を上行大動脈、弓状の部分を弓部大動脈、足側に向かう部分を下行大動脈といい、下行大動脈は胸部大動脈、腹部大動脈へとつながります。

静脈

静脈は動脈と同じ3層構造ですが、心臓に戻る血液を運ぶ役割が主であるため、ほとんど圧力を受けません。そのため、中膜が薄くて筋組織や弾性繊維は少ないです。静脈内は圧力が低いため、血流の逆流を防ぐための静脈弁と呼ばれる半月状の弁があります。下肢の静脈に多くあり、筋肉の収縮を利用する筋肉ポンプの弁として働き、静脈血が心臓に戻る手助けをしています。

動脈と並行して走る深静脈と、動脈とは無関係に皮下組織内を走る皮静脈に大きく分かれます。静脈は、横隔膜から下の血液を心臓に戻す下大静脈と、横隔膜から上の血液を心臓に戻す上大静脈の2本で構成されています。

毛細血管

　枝分かれした細動脈と細静脈を結ぶ血管です。毛細血管のすぐ手前の動脈の部分を**小動脈**、すぐに先の静脈の部分を**小静脈**と呼びます。毛細血管の壁の構造は内皮とその基底膜からなり、この2層を通じて、血液と組織の間で栄養と老廃物、酸素と二酸化炭素の交換が行われます。

刺激伝導系・自動能

　心臓の主な役割は、酸素を多く含んだ血液を全身に送り出すことです。正常な心臓では、一定のリズムで心房と心室が連動して毎分60〜80回、収縮と弛緩を繰り返します。この収縮と弛緩は、**刺激伝導系**と呼ばれる特殊な筋肉の運動指令によって行われています。

　心臓の筋肉細胞は、適切な環境下で一定のリズムで自動的に興奮が起こり、収縮と弛緩を繰り返しています。このしくみを統括しているのが刺激伝導系です。刺激伝導系は、右心房内に開口しています。刺激伝導系の特徴は、神経線維ではなく、特殊心筋と呼ばれる、特殊に分化した心筋線維によって伝えられることです。刺激伝導系とは、洞房結節で発生した心拍のリズムを心臓全体に伝え、有効な拍動を行わせるための構造です。洞房結節は約1秒に1回程度の頻度で活動電位を産生しており、心房内を通って放射状に広がり、房室結節に集まります。その後、ヒス束、右脚・左脚、プルキンエ線維、心室固有筋へと伝達されます。心筋細胞は、一度興奮すると、次の刺激が伝わってきても一定の時間が経つまで興奮することができません。これを**不応期**と呼びます。

▼心臓の働き

部位	刺激発生回数 （回／分）	特徴
洞房結節	60〜80	上大静脈と右心房の接合部近くの右心房後壁にある。心臓が血液を送り出す際のペースをコントロールする。いわゆるペースメーカーとして機能する。
房室結節	40〜60	三尖弁の中隔尖直上の心房中隔にある。他の刺激伝導系に比べ、伝導速度が非常に遅く、これにより心房と心室の収縮のタイミングが生理的にずれ、効率よく心臓が血液を拍出できる。
ヒス束	50〜55	房室結節から始まり、右脚と左脚に分岐する。
右脚・左脚	40〜50	左脚は、僧帽弁に付属する前乳頭筋周囲に分布する左脚前肢と、後乳頭筋周囲に分布する左脚後枝に分かれる。
プルキンエ線維	30〜40	心室壁全体に分布し、網状構造をしている。

つまり、刺激伝導系の細胞も興奮後、不応期を脱しなければ、次の興奮を伝えることはできないのです。心臓は、心臓へ入る中枢神経を切断されたりしても、心臓だけで規則正しく動くことができ

きます。これは、右心房の洞房結節に自ら動くことができる心筋細胞があり、そこで生じた電気信号が刺激伝導系を通じて心筋全体に伝えられるからです。これを**心臓の自動能**と呼びます。

▼刺激伝導系

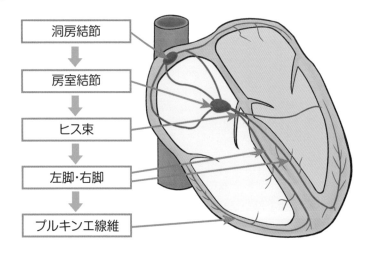

洞房結節
↓
房室結節
↓
ヒス束
↓
左脚・右脚
↓
プルキンエ線維

　自動能は、刺激伝導系のどの特殊心筋細胞（房室結節やヒス束など）にも備わっていますが、細胞によって電気刺激発生の頻度は異なります。刺激伝導系では下流に行くほど、自動能は遅くなります。正常では、洞房結節からの興奮が最も高頻度で発生するため、下流の刺激伝導系（房室結節、ヒス束など）の自動能は抑制されています。

▼自動能

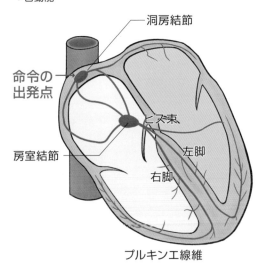

洞房結節

命令の
出発点

ヒス束

左脚

房室結節

右脚

プルキンエ線維

刺激伝導系の理解は、心電図を理解するための第一歩となります。特に不整脈の理解を深めていく際には、刺激伝導系のどこに問題が生じているのかを考えることが有用です。

ベテランナース

血液の循環

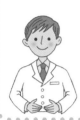 血液は体重の約8%で、60kgの人であれば約4800mLです。この一定量の血液が身体の内外の変化に応じて、過不足なく全身の組織に供給されています。この調節は、心臓のポンプ作用と血管運動の働きによって行われています。循環調節の目的は、血圧を一定範囲に保ち全身の血流を維持することです。そのために、自律神経系による神経性調節、ホルモンなどによる液性調節が働いています。

神経性調節

　神経性調節は、交感神経系と副交感神経系の支配により営まれ、迅速かつ短期的に作用するのが特徴です。心臓には主にアドレナリン受容体（β_1）とムスカリン（M_2）が存在していますが、心室筋には副交感神経系とその受容体であるM_2がありません。心筋収縮性を変化させる作用を**変力作用**、心拍数を変える作用を**変時作用**と呼びます。

それぞれ、減少方向の変化を陰性、増加方向を陽性で表現します。つまり、交感神経系は陽性変時作用（心拍数を増加させる作用）と陽性変力作用（心収縮力を増加させる作用）を、副交感神経系は陰性変時作用（心拍数を減少させる作用）と陰性変力作用（心収縮力を減少させる作用）をもたらします。

▼心臓の神経性調節

	交感神経系		副交感神経系	
神経伝達物質	アドレナリン受容体（β_1）		ムスカリン（M_2）	
	支配の有無	作用	支配の有無	作用
刺激伝導系	＋	心拍数↑	＋＋	心拍数↓
固有心筋（心房）	＋	収縮力↑	＋	収縮力↓
固有心筋（心室）	＋	収縮力↑	－	－

液性調節

　血圧調整に関するホルモンの働きは様々であり、血管に作用するものや、腎臓に作用するもの、他のホルモン分泌に影響するものなどがあります。

▼心臓の液性調節

	血圧を上昇させるホルモン				血圧を低下させるホルモン
名称	アドレナリン、ノルアドレナリン	アルドステロン	アンギオテンシンⅡ	バソプレシン	心房性ナトリウム利尿ペプチド（ANP）
分泌する部位	副腎	副腎皮質	肝臓	下垂体後葉	心臓
主な働き	・心拍数を増やす ・心収縮力を増強する ・血管を収縮させる	・腎臓でのナトリウムの再吸収を促す	・腎臓でのナトリウム再吸収を促す ・アルドステロン分泌を促す ・バソプレシン分泌を促す ・血管を収縮させる ・視床下部に働きかけ、口渇感を引き起こす	・腎臓での水の再吸収を促す	・腎臓でナトリウムの再吸収を抑制する ・アルドステロンの分泌を抑制する ・全身の血管を拡張させる

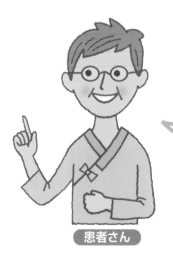

患者さん

自律神経やホルモンなどの調整には、血圧を一定に保ち、全身の血流を維持することが必要なのですね。

冠動脈の循環

冠動脈の血流についてですが、左冠動脈は拡張期に血流が増加します。これは、心筋が発達した左室では、収縮期に心筋が収縮することにより、左冠動脈が圧迫されて血流が低下するためです。一方、右冠動脈は、右室の心筋が左室と比べるとあまり発達していないため、収縮期にも拡張期に

も血流は保たれます。頻脈時には、収縮・拡張に要する心臓の仕事量が増えて、酸素や栄養源の需要が増す一方で、拡張時間が収縮時間に比べてずっと短くなるため、血液が流れにくくなり、心筋への血液供給量が減少します。

▼冠動脈の血流

収縮期

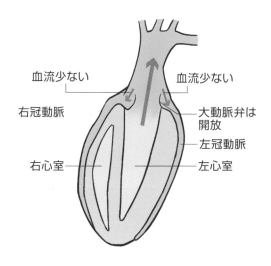

血流少ない　　　血流少ない

右冠動脈　　　　　　　大動脈弁は開放

　　　　　　　　　　左冠動脈

右心室　　　　　　　左心室

心筋（左心室・右心室）が収縮することで、血管が圧迫され、冠血流が低下する。

拡張期

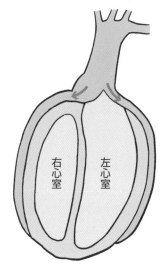

右心室　　左心室

心筋による血管の圧迫が解除され、冠血流が増加する。

安静時の左心室の血液量は、心筋100gあたり約90mL/分、右心室は左心室の約70〜80%です。心房は心室の約半分の血液量が必要です。つまり、心臓の活動を維持するためには、約240mL/分の血液が必要となります。冠動脈中に

含まれる酸素の約70%は心臓で消費されてしまうため、心筋組織中を流れて冠状静脈に戻ってきた静脈血の酸素濃度は極度に低いです。他の臓器組織中を循環するどの静脈血と比べても最低です。

心臓の病気

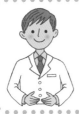

心臓の病気は、小児と成人ではまったく異なっています。小児では、生まれつき心臓に異常がある先天性心疾患と、生まれたときは健康でも小さい頃に病気にかかる後天性心疾患があります。成人では、主に弁膜症や虚血性心疾患、大血管疾患があります。本書では、成人疾患を中心に説明します。

先天性心疾患

先天性心疾患は、成人の疾患と異なり、心臓の中に穴（シャント）があったり、心房、心室、大血管（大動脈・肺動脈）の位置が異常になっているため、肺血流と体血流のバランスが崩れることがあります。肺動脈の血流量と体血流のバランスを示すものが、**肺体血流比（Qp/Qs）**です。シャントがない場合は、Qp/Qs＝1であり、1より大きいときは肺血流量が体血流量よりも多くなり、1よりも小さい場合は肺血流量が体血流量よりも少ないことを表します。

そのほかには、通常は2つある心室が1つしかない疾患や、片方の心室が極端に小さいといった疾患があります。こういった疾患の場合は、後天性心疾患と異なり、1回の手術での修復が困難であり、計画的に複数回の手術を段階的に行うことがあります。

後天性心疾患

生まれたときは健康でも、小さい頃に心臓病にかかることがあります。代表的な疾患として川崎病が挙げられますが、川崎病は、幼い頃に発熱して皮膚が赤くなる原因不明の疾患です。

弁膜症

前述の4つの弁（三尖弁、肺動脈弁、僧帽弁、大動脈弁）に障害が生じることをいいます。障害の内容は、閉鎖不全症と狭窄症の2つに大別されます。**閉鎖不全症**はしばしば急性発症しますが、**狭窄症**は大半が慢性です。ここでは、成人で主に見られる大動脈弁と僧帽弁について解説を行います。

※弁膜症以下の項目の詳細は、chapter 2参照。

大動脈弁閉鎖不全症
（AR：Aortic Regurgitation）の病態

　大動脈弁自体、あるいは大動脈基部の異常により大動脈弁の閉鎖不全が生じ、その結果、左心室の容量負荷によって、左心室拡大（遠心性心肥大）をきたして左心不全を招きます。

▼大動脈弁閉鎖不全症

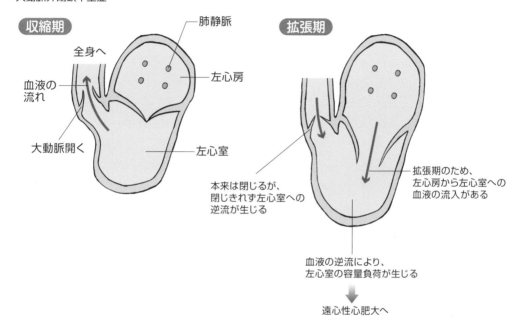

▼大動脈弁閉鎖不全症の病態

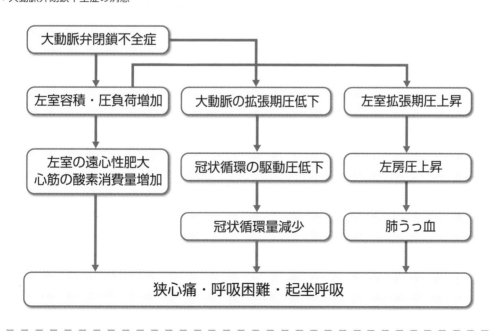

大動脈弁狭窄症（AS：Aortic Stenosis）の病態

　大動脈弁の狭窄により、左心室の慢性的な圧負荷が生じ、求心性心肥大（左心室の内腔が狭くなる）が起こり、さらには1回拍出量の低下と左室収縮力の低下が起こります。また、狭心痛、不整脈、心不全が引き起こされます。

▼人動脈弁狭窄症

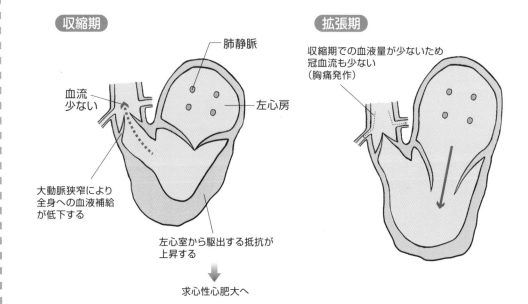

収縮期

拡張期

肺静脈

血流
少ない

左心房

収縮期での血液量が少ないため
冠血流も少ない
（胸痛発作）

大動脈狭窄により
全身への血液補給
が低下する

左心室から駆出する抵抗が
上昇する

↓

求心性心肥大へ

▼大動脈弁閉鎖不全症の病態

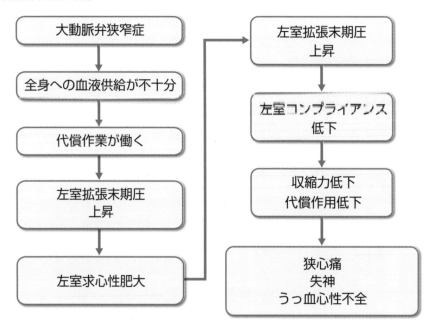

大動脈弁狭窄症	→	左室拡張末期圧 上昇
全身への血液供給が不十分		左室コンプライアンス 低下
代償作業が働く		収縮力低下 代償作用低下
左室拡張末期圧 上昇		狭心痛 失神 うっ血心性不全
左室求心性肥大		

僧帽弁閉鎖不全症
（MR：Mitral Regurgitation）の病態

　MRによる左室の容量負荷、左室後負荷の減少、左房圧の上昇が起こる。急性のMRでは、左室に急激な容量負荷がかかり、左房左室は、この負荷を代償性拡大で受け止められないため、肺うっ血と低心拍出量状態を生じたときにショック状態に陥ります。慢性のMRは、左房左室が拡大することにより、容量負荷を代償し、肺うっ血もきたさないことから無症状で経過することがあります。しかし、長年の経過を経て、心機能障害に陥ります。

▼僧帽弁閉鎖不全症

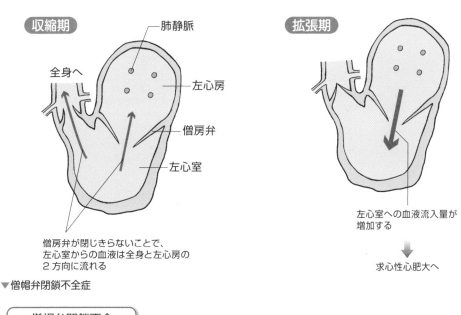

収縮期

全身へ

肺静脈

左心房

僧房弁

左心室

僧房弁が閉じきらないことで、左心室からの血液は全身と左心房の2方向に流れる

拡張期

左心室への血液流入量が増加する

求心性心肥大へ

▼僧帽弁閉鎖不全症

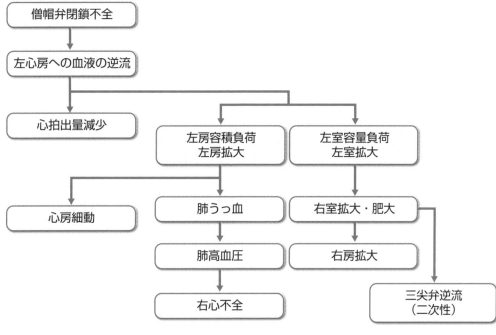

僧帽弁閉鎖不全

左心房への血液の逆流

心拍出量減少

左房容積負荷
左房拡大

左室容量負荷
左室拡大

心房細動

肺うっ血

右室拡大・肥大

肺高血圧

右房拡大

右心不全

三尖弁逆流
（二次性）

僧帽弁狭窄症（MS：Mitral Stenosis）の病態

　主病態は、弁狭窄に伴う左房から左室への血液流入障害です。心拍出量を保つために左房圧が上昇することで、肺静脈圧の上昇が起こり、結果的には肺高血圧に至ります。MSの進行とともに、全身への血液供給量は減少します。また肺高血圧の進行に伴い、右室圧の上昇、三尖弁逆流症（TR：Tricupid Regurgitation）の発生を招き、最終的には右心不全症状を引き起こします。左房は容量負荷のために拡大し、心房細動を引き起こし、しばしば心房内に血栓を形成することがあります。

▼僧帽弁狭窄症

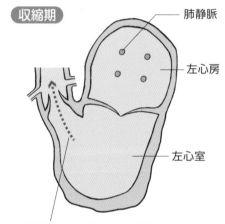

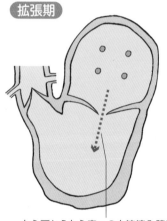

拡張期での左心室への血液流入量が
少ないため、全身への血液供給も少なくなる
（心拍出量の低下）

左心房から左心室への血液流入障害が
発生している

▼僧帽弁狭窄症

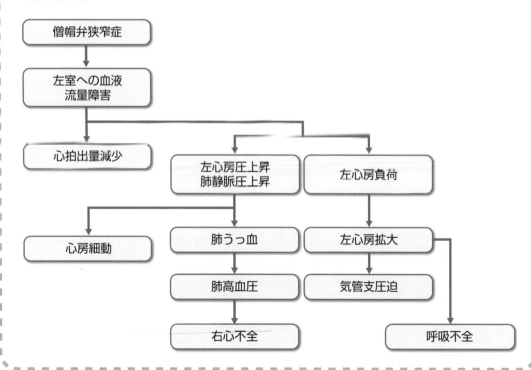

虚血性心疾患

冠動脈の血液の供給が一時的に不足し、激しい痛みを伴う狭心症と、血液の供給が完全にストップし、その先の心筋が壊死を起こす心筋梗塞があります。これらを総称して、虚血性心疾患と呼びます。狭心症は、以下の3つに分類されます。

● **労作性狭心症**

運動時や興奮時の労作による心筋の酸素要求増加によって一過性の心筋虚血状態をきたし、突然発症し、3～5分程度の前胸部絞扼感や前胸部圧迫感などの胸痛を伴います。

● **不安定狭心症**

発作の回数が増加したり、胸痛が徐々に強くなったり、以前は発作が少なかった軽い運動時や安静時に胸痛が起こったり、胸痛の持続時間が長くなる状態をいいます。近い将来に心筋梗塞に移行しやすいと考えられています。

● **異型狭心症**

冠動脈が何かしらの原因で急にけいれんを起こすことで、細くなり、心筋への血流が不足するために胸痛発作が起きます。

大動脈疾患

大動脈疾患は、大きく「大動脈瘤」と「大動脈解離」の2つに分けられます。大動脈が約1.5倍以上に拡大した状態を**大動脈瘤**と呼び、瘤の形や形状、部位などによって分類されます。大動脈壁が中膜レベルで剥離し動脈走行に沿って2つの腔になる状態を**大動脈解離**と呼びます。

● **大動脈瘤：瘤壁の形態による分類**

瘤壁の形状によって、真性大動脈瘤、解離性大動脈瘤、仮性大動脈瘤の3つに分類されます。

▼瘤壁の形態による分類

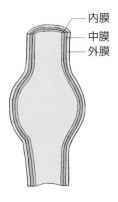

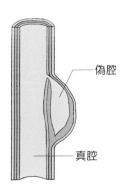

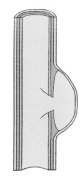

真性大動脈瘤
動脈の3層構造が維持
された状態

解離性大動脈瘤
内膜と中膜の間に血流
が生じ、瘤化した状態

仮性大動脈瘤
大動脈が破綻して偽腔が
形成され瘤となった状態

● 大動脈瘤：形状による分類

　紡錘状と嚢状に分けられます。嚢状の場合、紡錘状と違って動脈瘤にかかる圧が均一ではないため、破裂する危険性が高いといわれています。

▼大動脈瘤の形状による分類

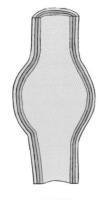 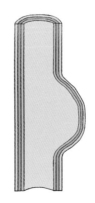

紡錘状　　　　　　　　　　　　　嚢状

● 大動脈瘤：部位による分類

　大動脈瘤の位置によって、名称が異なります。

▼部位よる分類

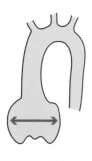

大動脈弁輪拡張症

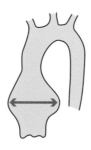

上行大動脈瘤

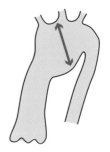

弓部大動脈瘤

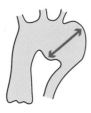

遠位弓部大動脈瘤

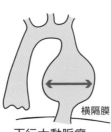

横隔膜

下行大動脈瘤

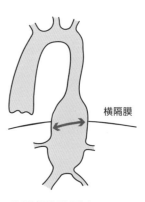

横隔膜

胸膜部大動脈瘤

● **大動脈解離**

　大動脈壁の内膜と中膜に亀裂が生じ、2層に解離した状態です。激しい背部痛や心窩部痛を伴って発症することが多いです。

▼大動脈解離

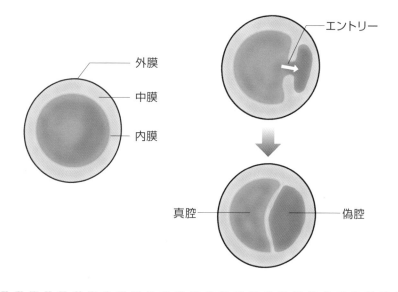

外膜
中膜
内膜
エントリー
真腔
偽腔

column

心臓血管看護を学ぶ第一歩は、解剖生理から始めよう

　心臓血管外科の手術前から手術後までの看護を学ぶうえで、最も大切なことは、解剖生理から学び始めることです。どの分野においても、基本から学ぶことは重要かと思いますが、正常な心臓の役割や機能を理解することで、日々の看護実践に結びつけることができます。

　例えば、循環血液量が体重の約8%だということを理解しておけば、輸液の基準や輸血時の予測上昇ヘモグロビン値や予測血小板上昇値を知ることができます。以下に予測式を示します。

　予測上昇ヘモグロビン値（g/dL）＝投与ヘモグロビン量（g）÷循環血液量（dL）
　予測血小板上昇値（/μL）＝輸血血小板数÷循環血液量（mL）×10^3×2/3

MEMO

chapter 2

心臓血管外科手術とは

このchapterでは、次の内容について理解しましょう。

・冠動脈バイパス術は、冠動脈の狭窄や閉塞部位の遠位部に新たな血管を
つなぎ、血行再建を行う手術である。
・弁膜症に対する手術には、生体弁や機械弁などに置換する弁置換術と、
自己の弁尖を温存する弁形成術がある。
・胸部大血管手術は、疾患の部位によって、人工心肺装置使用の有無や術
式が異なる。

冠動脈バイパス術

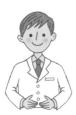

虚血性心疾患に対する外科的手術は、冠動脈の狭窄部や閉塞部の遠位部に新たな血管をつなぐ**冠動脈バイパス手術**（CABG＊）です。CABGは、人工心肺装置を用いない**人工心肺非使用下冠動脈バイパス術**（OPCAB＊）と、人工心肺装置を用いる**人工心肺使用下冠動脈バイパス術**（On pump CABG＊）に大別されます。また、On pump CABGの場合は、心臓を停止させるかどうかによっても術式が変わり、それぞれの方法によって特徴があります。

▼冠動脈バイパス術模式図

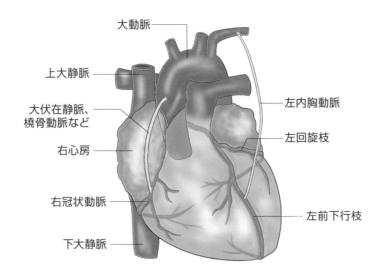

大動脈
上大静脈
大伏在静脈、橈骨動脈など
右心房
右冠状動脈
下大静脈
左内胸動脈
左回旋枝
左前下行枝

▼AHAによるsegment分類

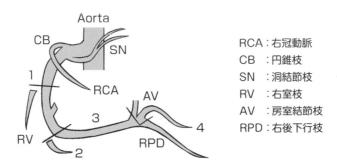

RCA ：右冠動脈
CB ：円錐枝
SN ：洞結節枝
RV ：右室枝
AV ：房室結節枝
RPD：右後下行枝

＊ **CABG**　　Coronary Artery Bypass Graftingの略。
＊ **OPCAB**　　Off pump CABGの略。
＊ **On pump CABG**　　On pump CABGはこれ以上の省略形を用いない。

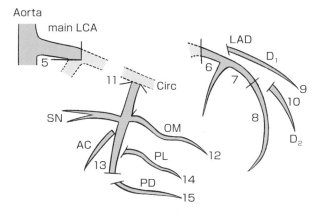

LCA	：左冠動脈
LAD	：左前下行枝
D$_1$	：第一対角枝
D$_2$	：第二対角枝
Circ	：回旋枝
OM	：鈍角枝
SN	：洞結節枝
AC	：心房回旋枝
PL	：後側壁枝
PD	：後下行枝

出典：由谷親夫：心臓血管病理アトラス、2章 正常心臓と派出大血管の解剖、文光堂、2002年

▼冠動脈バイパス術の種類と特徴

術式	利点	欠点
人工心肺使用下心停止下冠動脈バイパス術 On Pump Arrest CABG	・冠動脈吻合(ふんごう)が行いやすい	・人工心肺装置使用による合併症（組織の炎症、免疫能の低下、低体温、末梢循環不全など）のリスクがある
人工心肺使用下心拍動下冠動脈バイパス術 On Pump beating CABG	・心停止による合併症（心筋へのダメージ）を回避できる	・人工心肺装置使用による合併症のリスクがある
人工心肺非使用下冠動脈バイパス術 Off Pump CABG	・人工心肺装置による合併症を回避できる	・血管吻合の際、循環動態を維持できない場合がある

手術適応

　2018年に日本循環器学会の「安定冠動脈疾患の血行再建ガイドライン」が改定され、ハートチームでの手術治療方針を患者に提示することを推奨しています。冠動脈血行再建が必要か否か、内科的治療と外科的治療のどちらが適しているかを検討します。その際、冠動脈病変の解剖学的特徴のみを評価するのではなく、弁膜症や低心機能、腎障害や糖尿病、出血のリスクの程度、抗凝固薬内服継続の有無なども考慮されます。また、PCI＊（経皮的冠動脈インターベンション）とCABGの選定については、SYNTAXスコアを用いた推奨度が決められています。SYNTAXスコアは、冠動脈病変の形態と重症度についてスコア化したものです。

▼ハートチームの構成

・インターベンション医
・心臓血管外科医
・侵襲的医療に関係する診療科の医師
・麻酔科医
・合併症に関係する診療科の医師
・病棟看護師
・必要に応じてその他の職種

＊ **PCI** Percutaneous Coronary Interventionの略。

手術方法

　前ページの図に示したように、内胸動脈や橈骨動脈、大伏在静脈など、動脈や静脈を使用し、狭くなったり閉塞している冠動脈の先に血液を流す方法です。バイパスとして使用する血管をグラフトといいます。採取する血管の種類によって、特徴が異なります。手術方法は、アプローチ方法によって胸骨正中切開と左開胸切開の２つがあり、さらに前ページの表に示したように人工心肺装置の使用の有無、心拍動の有無によって３つの方法があります。

▼冠動脈バイパス術に使用される血管とその特徴

血管名	利点	欠点
内胸動脈 ・左内胸動脈 ・右内胸動脈	・第一選択グラフトに使用されることが多い ・組織学的に弾性線維に富んでいる ・長期開存に優れている	・両側使用かつ糖尿病患者においては、胸骨正中創感染や胸骨骨髄炎などが起こりやすくなる
橈骨動脈	・どの冠動脈領域にも吻合到達可能である ・約17〜20cmのfreeグラフトが採取できる	・Allen Test陽性の場合は、採取不可能 ・周術期の攣縮を起こしやすい
右胃大網動脈	・右冠動脈に主に使用され、採取距離によっては、左前下行枝、左回旋技にも使用可能	・胃の機能低下を招く恐れがある ・開腹の既往や胃潰瘍がある場合は使用できないことがある
大伏在静脈	・30cm以上のfreeグラフトが容易に採取できる	・静脈瘤がある場合は使用できない

胸骨正中切開による手術

　胸骨正中切開による手術について、以下に示します。

●人工心肺非使用下冠動脈バイパス術

　人工心肺装置＊を使用せず、心拍動下に冠動脈バイパス術を行う方法です。人工心肺装置を使用しないため、血液希釈や末梢循環不全、脳梗塞などの合併症のリスクの低減になります。吻合箇所によっては、心臓を脱転して吻合するため、心臓ポンプ機能を維持できない場合があります。循環動態の破綻が生じた場合には、急きょ、人工心肺装置の使用が必要となる場合があります。

　人工心肺装置を使用せずに行うため、外科医や麻酔科医、看護師、臨床工学技士などチームとして、高い技術と豊富な経験を要します。

●人工心肺使用下心停止下冠動脈バイパス術

　人工心肺装置を使用し、大動脈を遮断、心筋保護液を冠動脈に注入し、心臓を停止した状態で冠動脈バイパス術を行います。血行動態が不安定、冠動脈性状が不良、弁膜症を合併している、といった場合に、この方法が用いられます。心臓が停止しているため、良好な無血視野を得ることができます。人工心肺装置の使用による合併症のリスクが生じます。また、心臓を停止することで、心筋保護液による心筋へのダメージがリスクとなります。

● **人工心肺使用下心拍動下冠動脈バイパス術**

　人工心肺使用下心停止下冠動脈バイパス術と同様に、人工心肺装置を使用しますが、心臓は拍動した状態で冠動脈バイパス術を行います。人工心肺装置の使用による合併症は生じますが、心臓は拍動した状態であるため、心停止による合併症のリスクは回避できます。

人工心肺装置

　心臓血管外科手術では、心臓を人工的に停止させた状態で行うものが大半であり、一時的に心臓と肺の機能を人工的に代行するのが**人工心肺装置**です。

　右心房（もしくは、上大静脈と下大静脈）にカニューレを入れ、人工心肺装置に静脈血を脱血し、貯血槽に血液を蓄えます。脱血された静脈血は、人工肺に通すことで血液ガス交換（二酸化炭素の除去と酸素添加）を行います。ガス交換された血液は、上行大動脈に挿入された送血管から全身に送られます。

　人工心肺装置は、循環する血液の量や体温の調節も行うことができ、さらには心臓を停止させ保護する心筋保護液を注入し、術野の無血的な視野を確保するなど、複合的な役割を担っています。

　一方で、人工心肺装置の使用により、生体に対して大きな影響を与えます。その原因として、血流の変化、血液の人工物への接触、血液希釈、体温の変化が挙げられ、これらにより、全身性の炎症性反応（SIRS＊）が引き起こされます。また、手術操作や低体温などが加わることにより、中枢神経系や肺、腎臓、消化器系、内分泌系などの臓器機能に影響が出てきます。

▼人工心肺装置のしくみ

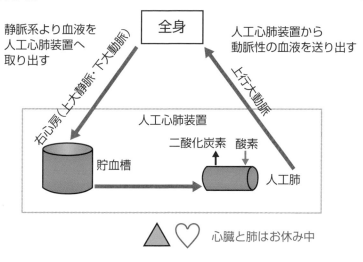

＊**人工心肺装置**　心臓血管外科における手術などの際、一時的に心臓と肺の機能を代行する医療機器。
＊**SIRS**　Systemic Inflammatory Response Syndromeの略。

左開胸による手術

　左開胸による冠動脈バイパス術は、主に**低侵襲冠動脈バイパス術（MIDCAB*）**と呼びます。本術式は、左第4もしくは第5肋間の小開胸を行いますが、胸骨正中切開を必要としないため、美容的にも優れており、また、正中切開よりも傷が小さいため、感染などのリスクも小さくなります。一方、傷が小さく操作が困難であること、血行動態を保てなくなって人工心肺装置を使用する際の対応が遅れてしまうこと、などのデメリットがあります。

　内胸動脈や大伏在静脈を用いて、人工心肺装置を使用せず心拍動下に冠動脈バイパス術を行います。病変は1枝もしくは2枝病変であることが多く、吻合箇所も左前下行枝、左回旋枝となることが多いです。

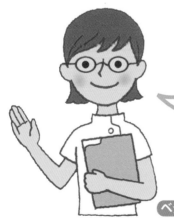

冠動脈バイパス術は、人工心肺装置の使用の有無によって、術中術後の観察ポイントが大きく変化します。また、心電図の変化は、虚血性心疾患の患者にとって非常に重要な情報となるため、心電図の基本的な知識を身につけることが大切です。

ベテランナース

＊ **MIDCAB**　Minimally Invasive Direct Coronary Artery Bypassの略。

弁置換術・弁形成術

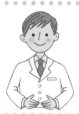

弁膜症は、狭窄症と閉鎖不全症の2つに大別されます。手術方法は、自己の弁を温存する形成術と人工弁を使用する弁置換術になります。手術アプローチ方法としては、胸骨の真ん中を切る胸骨正中切開と、脇下の肋間からアプローチする右肋間開胸があります。

僧帽弁狭窄症

●手術適応

外科的手術の適応を考えるうえで、以下の点が重要となります。

- ・弁口面積の経時的狭小化
- ・NYHA Ⅱ度以上の臨床症状
- ・運動負荷時の肺高血圧の出現
- ・心房細動の出現
- ・血栓塞栓症状の出現
- ・左房内血栓

これらの状態を総合的に判断し、術式が決定します。

●手術方法

僧帽弁狭窄症に対しては、以下の3つの方法があります。

直視下僧帽弁交連切開術（OMC＊**）**：人工心肺装置を使用し、心停止下に行います。僧帽弁を直接観察しながら弁の癒合部を切開します。現在は、経静脈的に特殊なバルーンを挿入し、僧帽弁口を切開する方法、**経皮的経静脈的交連切開術（PTMC**＊**）**が普及しています。OMCは、直視下で僧帽弁を観察し、前交連や後交連と呼ばれる前尖と後尖が重なりあう部分をメスなどで切開し、弁の開閉の面積を広げて血液の流れをよくする方法です。OMCやPTMCで対応できない病変に対して、僧帽弁置換術が行われます。

▼直視下僧帽弁交連切開術

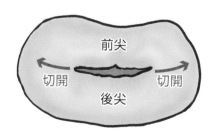

交連部に切開を加え、
弁の開閉の面積を広げる

＊ **OMC** Open Mitral Commissurotomyの略。
＊ **PTMC** Percutaneous Transvenous Mitral Commissurotomyの略。

僧帽弁置換術（MVR*）：生体弁もしくは機械弁により人工弁置換術が行われます。生体弁と機械弁の特徴を下の表に示します。僧帽弁置換術は、次に述べる僧帽弁形成術とともに、胸骨正中切開と右肋間開胸の2つのアプローチ方法があります。2つのアプローチともに、人工心肺装置を使用し、心停止下に行われます。

▼生体弁

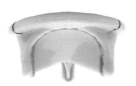

出典：エドワーズライフサイエンス
株式会社ホームページより

▼機械弁

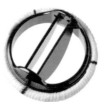

出典：アボットメディカルジャパン
合同会社ホームページより

▼僧房弁用人工弁輪

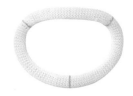

出典：エドワーズライフサイエンス
株式会社ホームページより

▼生体弁と機械弁の比較

	生体弁	機械弁
素材	牛の心臓弁や豚の心臓弁	パイライト・カーボン
耐久性	悪い（個人差はあるが、10〜15年で機能不全となる）	良い（血栓形成などがなければ、一生使用できる）
抗凝固薬（ワーファリン）の服薬	なし ※手術直後（約3か月）は必要	あり （血液が固まりにくくなる）
その他		就寝時、（カチカチといった）金属音が聞こえる人もいる

column

手術看護は「予防看護」

　読者の皆さんの中には、手術看護についてこれまで知る機会があまりなかったという人もいるかもしれません。手術看護は、「手術を受ける患者が、安全安楽に手術を受けられるよう支援すること」です。例えば、術前訪問で手術や麻酔についてイメージしやすいように説明することで、手術に対する不安を軽減し、術後のせん妄予防にもなります。また、術中は、手術の円滑な進行に加え、感染予防や体温管理、褥瘡予防や神経障害予防、体内遺残予防など、手術中に起こりうる問題を予測し、それらの問題すべてに対し、対策を講じています。筆者は、手術看護は「予防看護」だととらえており、術前にどれだけ看護問題を予測し、看護実践を計画できるかが、安全な手術を提供できるかどうかの最重要ポイントになると考えています。

＊ MVR　Mitral Valve Replacementの略。

僧帽弁閉鎖不全症

● **手術適応**

僧帽弁閉鎖不全症が高度の場合、自覚症状の有無に加え、以下の点が重要となります。

・急性僧帽弁閉鎖不全症
・感染性心内膜炎
・左室駆出率
・左室内径収縮期

これらに加え、弁尖や乳頭筋、腱索の状態を判断し、術式が決定します。

● **手術方法**

僧帽弁閉鎖不全症に対して、以下の2つの方法があります。

僧帽弁形成術：僧帽弁形成術では、逆流の原因となっている弁自体の修復に加え、拡大した弁輪の形成が行われます。

僧帽弁は、解剖学的に前尖と後尖に分かれています。弁尖の状態に応じて、弁の切除や人工腱索再建などが行われます。

弁輪の形成には、主に人工弁輪が用いられます。その目的は、弁接合面の増加、弁輪再拡大予防、縫合部補強です。

僧帽弁置換術：僧帽弁狭窄症に対する僧帽弁置換術 (37ページ参照) と同様。

▼僧帽弁の形成

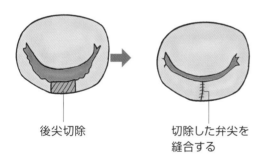

後尖切除　　　切除した弁尖を
　　　　　　　縫合する

▼人工腱索再建

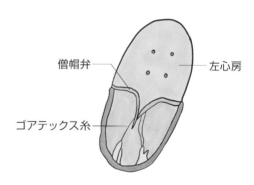

僧帽弁 — 　　　　　 — 左心房
ゴアテックス糸 —

▼僧帽弁輪の形成

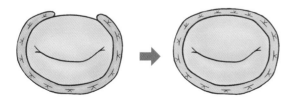

大動脈弁狭窄症

●手術適応

大動脈弁狭窄症では、失神や狭心症、心不全といった臨床症状が出現した時点で手術の絶対適応とされています。その他、以下の点が重要となります。

・高度な大動脈弁狭窄症
・左室駆出率
・冠動脈疾患、弁膜症、大血管疾患の合併
・大動脈弁口面積
・平均大動脈–左室圧較差

●手術方法

大動脈弁置換術：主に人工弁置換術が行われます。人工弁には、生体弁と機械弁の2種類があり、それぞれ特徴が異なります。近年、カテーテルでの大動脈弁置換術（TAVR＊）が多くの施設で行わるようになってきました。

経カテーテル的大動脈弁植え込み術（TAVI＊）：大腿動脈からカテーテルを挿入する経大腿動脈アプローチと、第5もしくは第6肋間を切開し心尖部よりカテーテルを直接挿入する経心尖部アプローチがあります。患者の状態に応じて、全身麻酔もしくは局所麻酔がかけられ、人工心肺装置を使用せずに行うことができます。

大動脈弁閉鎖不全症

●手術適応

大動脈弁閉鎖不全症の外科手術の適応として以下の点が重要です。

・急性大動脈弁閉鎖不全症（急性心不全やショックを伴う場合）
・感染性心内膜炎
・運動負荷による症状の出現
・左室駆出率
・左室内径収縮期、左室内径拡張期

●手術方法

大動脈弁置換術：主に人工弁置換術が行われます。人工弁には、生体弁と機械弁の2種類があり、それぞれ特徴が異なります。近年、大動脈弁閉鎖不全症においても、自己弁を温存した大動脈弁形成術が行われるようになってきています。また、自己心膜を用いて大動脈弁を作成し、形成する場合もあります。

＊ **TAVR**　Transcatheter Aortic Valve Replacementの略。
＊ **TAVI**　Transcatheter Aortic Valve Implantationの略。

胸部大動脈の外科手術

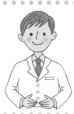

瘤化や解離を引き起こした胸部および腹部の大動脈を、人工血管に置き換える手術です。大動脈疾患の部位によって手術方法が異なり、胸部大動脈（基部・上行・弓部・遠位弓部・下行・胸腹部に分けられる）の場合、人工心肺装置が必要となります。

 ## 大動脈瘤

● 手術適応

胸部・胸腹部大動脈瘤では、以下の点が重要となります。

・動脈瘤の最大径が60mm以上、もしくは50mm以上の場合であっても痛みを伴うもの
・動脈瘤破裂の場合
・マルファン症候群や遺伝性大動脈疾患の場合は、動脈瘤が4.5mm以上の場合

● 手術方法

大動脈瘤のある部位によって、手術方法が異なります。

大動脈基部置換術：大動脈弁輪拡張症やバルサルバ洞拡張を伴う場合に行われます。大動脈弁の状態によって、人工弁置換もしくは自己弁温存による大動脈基部置換が行われます。この手術は、人工心肺装置を使用し、心停止下に行われます。Bentall法は、人工弁による大動脈置換を伴った方法であり、Yacoub法、David法は自己の大動脈弁を温存した方法です。自己弁温存法の最大の利点は、術後のワーファリンの使用を回避できることです。3つの方法ともに、人工血管による大動脈基部置換に加え、冠動脈の再建が行われます。

上行大動脈置換術、弓部大動脈置換術：上行大動脈瘤や弓部大動脈瘤、大動脈解離に対して行われます。胸骨正中切開を行い、人工心肺装置を使用して行う手術です。また、人工心肺装置を用い低体温にすることで、脳や腹部臓器などの酸素消費量を減少させ、臓器（主に脳）を保護することを目的とします。また、順行性選択的脳灌流法や逆行性脳灌流法を用いて脳血流を維持することで、さらなる脳保護を行います。心停止を得るために、心筋保護液を注入し、大動脈の病変部位を除去し、人工血管に取り替えます。

下行大動脈置換術：左側開胸で行う手術であり、分離肺換気（片方の肺で呼吸し、もう一方の肺を虚脱させる呼吸管理方法）と人工心肺装置が必要となる手術です。病態の部位に応じて、低体温にすることがありますが、心臓は停止せずに行う手術が一般的です。また、カテーテルによる治療も可能であり、再手術の場合や左心室機能が著明に低下している場合は、病変の状態によって大動脈ステントグラフト内挿術が行われます。ステントグラフト内挿術は、カテーテル治療であり、身体への侵襲が少なく、脳梗塞や対麻痺などの合併症が少ないことが利点です。

▼胸部大動脈の人工血管置換術の種類

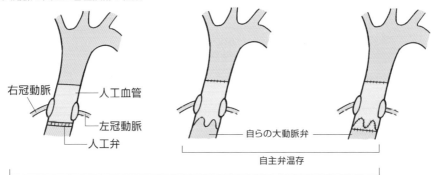

右冠動脈 — 人工血管
— 左冠動脈
— 人工弁

自らの大動脈弁
自主弁温存

大動脈基部置換術

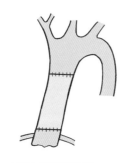
上行大動脈置換術

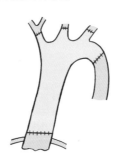
上行脚大動脈置換術

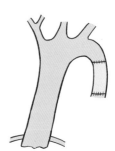
下行大動脈置換術

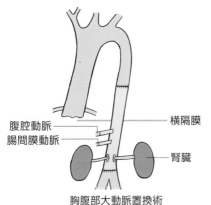

腹腔動脈
腸間膜動脈
— 横隔膜
— 腎臓

胸腹部大動脈置換術

▼順行性選択的脳灌流法

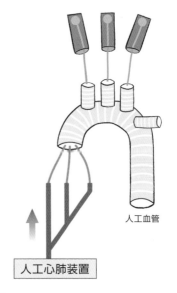

人工血管

人工心肺装置

【特徴】
・大動脈3分枝の動脈(腕頭動脈、左総頸動脈、左鎖骨下動脈)から血液を脳へ送る方法
・複雑な弓部再建に適している
・頸部分枝へのカニュレーションによる脳塞栓の恐れ

▼逆行性脳灌流法

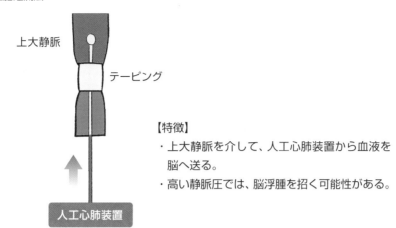

上大静脈

テーピング

人工心肺装置

【特徴】
・上大静脈を介して、人工心肺装置から血液を
　脳へ送る。
・高い静脈圧では、脳浮腫を招く可能性がある。

腹部大動脈の外科手術

● 手術適応

　腹部大動脈瘤の大きさが重要となります。
55mm以上の場合、侵襲的治療が必要となりま
す。45〜55mmの場合は、全身状態の評価を行
い、侵襲的手術の検討がなされます。

● 手術方法

　腹骨正中切開をし、大動脈を遮断して人工血管
に取り替える手術です。病変部位に応じて、腎動
脈や下腸管膜動脈の再建が必要となります。腹部
大動脈瘤の場合も、状態によってはステントグラ
フト内挿術が可能です。

▼腹部大動脈置換術

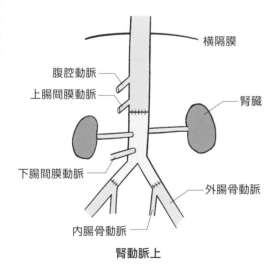

横隔膜

腹腔動脈

上腸間膜動脈

腎臓

下腸間膜動脈

外腸骨動脈

内腸骨動脈

腎動脈上

腎動脈の再建に加え、場合によって、
下腸間膜動脈の再建も行われる

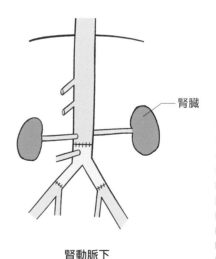

腎臓

腎動脈下

MEMO

chapter 3

術前看護のポイント

· ·

手術2〜3日前という短い期間の中でも、必要な看護は変わりません。

本chapterでは、「循環」「呼吸」「精神・社会的側面」に

焦点を当て、看護を説明しています。

特に、「心臓」という生死に直結する臓器を手術する

患者の不安について理解しましょう。

術前看護の第一目標

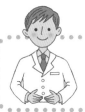

術前看護の第一目標は、患者が安全かつ安楽に手術を迎えることにあります。

身体、精神、社会的側面のアセスメント

患者は手術2〜3日前に入院するため、短い入院期間で効果的な看護介入を行わなければなりません。また、患者はこれから迎える手術に対し大きな不安や恐れを抱いています。さらに、心血管系疾患以外の疾患を持つ患者も多く、高齢化も進んでいるため、術前から身体、精神、社会的側面のアセスメントを行わなければなりません。そして、術後合併症予防を日的としたケアも重要となります。

術前のリスク評価 3つのポイント

手術前のリスク評価については、採血所見や画像所見など、重要な所見は多数ありますが、このchapterでは、心臓血管外科手術のリスク評価で押さえておくべき3つのポイントについて説明したいと思います。3つのポイントとは、術前の循環アセスメントと呼吸アセスメント、そして心理・社会的側面へのアセスメントです。

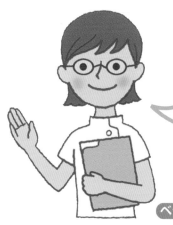

手術予定で入院される患者さんは、心血管系にリスクを有しています。必ずしも安定した状態で手術に臨めるとは限りません。状態の変化にも常に注意をしていきましょう。

ベテランナース

術前の循環アセスメントの ポイント

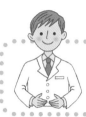

術後の合併症で特に注意が必要なのは心不全です。まずは、心不全について説明し、次にそれがなぜ重要なのかについて説明していきたいと思います。

心不全とは何か

　心不全とは、「何らかの心臓機能障害、すなわち、心臓に器質的および／あるいは機能的異常が生じて心ポンプ機能の代償機転が破綻した結果、呼吸困難・倦怠感や浮腫が出現し、それに伴い運動耐容能が低下する臨床症候群」と定義されています。心臓血管外科手術を受ける患者の多くは、心筋梗塞や弁膜症などの既往があり、梗塞による心筋壊死や弁膜症による圧負荷、容量負荷により心臓リモデリング（拡大）を起こし、心臓に器質的障害を有している患者や、器質的疾患をベースにすでに心不全が発症し、代償はされているが慢性心不全の状態にある患者もいます。

　心不全の病態の中心は、心臓から血液をうまく拍出できないことです。これにより、低心拍出を主体とする前方障害（拍出障害）と、うっ血を主体とする後方障害（流入障害）を引き起こします。また、左心室での障害を**左心不全**、右心室での障害を**右心不全**と呼んでいます。特に循環動態に変化をきたす心臓血管外科手術においては、術前の心機能のアセスメントが重要となります。心機能は、多面的な評価が必要ではありますが、まず注目すべきは**左室駆出率（LVEF**＊）です。これは左心室に戻ってきた血液をどれだけ拍出できるかの割合を見たもので、正常は55%以上となっており、術前に必ず確認することが必要です。

＊ **LVEF**　Left Ventricular Ejection Fractionの略。

また、左室駆出率が低いからといって必ず心不全の症状や徴候が現れているわけではありません。つまり、代償されていれば症状や徴候はなく、患者は安定しています。しかし、術前に代償されていても、手術侵襲により心臓に負担がかかりますので、術後はより心不全を起こしやすくなります。そういった意味でも、リスク評価として心臓の機能を術前に評価しておきましょう。

そして、心エコー検査での左室駆出率の確認以外にも、確認すべき重要なデータがあります。心臓の負担、いわゆる心不全の状態の可能性が高いぞと判断できる**バイオマーカー**（採血データ）があるのはご存知でしょうか。それが、**BNP**＊（ナトリウム利尿ペプチド）です。心臓の負担を評価するうえで欠かせない指標の1つなので覚えておきましょう。BNPにはBNPとNT-proBNPの2種類があり、施設によって使用されているものが違います。この2種類は、基準値も変わってきますので、自施設がどちらを使用しているのかを必ず確認しておきましょう。

心不全の評価において、バイオマーカーの確認は必須事項です。BNP（ナトリウム利尿ペプチド）は、主として心室の負荷により分泌が亢進し、血中濃度が上昇します。BNPでは40pg/mL、NT-proBNPでは125pg/mLから、軽度の心不全の可能性を考えてきます。

ベテランナース

まずは、心臓のポンプ機能と血液の流れを理解することが心不全を理解するためには重要です。また、BNPまたはNT-proBNPは必ず確認しましょう。

先輩ナース

＊ BNP　Brain Natriuretic Peptideの略。

心臓血管外科手術が循環動態に与える影響

先ほど、手術による心臓への負担に言及しました。では、どのような負担があるのか、具体的に見ていきましょう。

心臓血管外科手術では、人工心肺の使用や手術手技等から心筋への負担がかかり、術後は一時的に心機能が低下します。さらに、生体は手術という大きな侵襲により、障害期というフェーズへ入ります。この時期は、体内水分量を維持しようと、血管内volume（循環血漿量として機能している細胞外液）が間質（血管内でも細胞内でもない非機能的空間）へ移動します。これにより、血管内volume、つまり心臓に対する前負荷が減少するため、心拍出量の維持を目的に輸液を行い、前負荷を増やします。また、障害期から転換期というフェーズへ移行すると、refilling（利尿期）により、間質へ移動したvolumeが血管内へと戻ってきます。

このように、障害期から転換期では、体液分布はめまぐるしく変動します。ここで大切なのは、輸液やrefillingでの前負荷の増加に心臓が耐えられるかどうかです。通常、前負荷の増加は、Frank-Starlingの法則から心拍出量の増加へとつながります。しかし、心機能の低下があると、前負荷を心拍出量の増加へとつなげられず、volume overload（容量負荷）による心不全を招きます。さらに、腎機能の低下があると血管内volumeの調節不全が起こり、ここでもvolume overloadによる心不全を招くことになります。したがって、術前から心機能や腎機能を評価し、心不全のリスクを評価しながら、術後の患者の状態をイメージしていくことが必要となります。

▼Frank-Starlingの法則

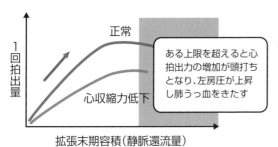

術前の循環アセスメントのポイントとしては、まず心機能の評価をすることが重要です。それには、左室駆出率（LVEF）を確認しましょう。そして、心機能だけでなく腎機能（Cre、BUN）の確認も忘れないようにしましょう。

ベテランナース

術前の呼吸ケアのポイント

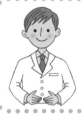
術後は、肺活量の低下や分泌物の貯留、疼痛（とうつう）による痰の喀出困難、安静臥床などにより、肺炎や無気肺が起こる可能性が高まります。これらの合併症を予防するためには、術前の肺機能の評価と合併症予防へのケアが重要となります。

呼吸機能の評価

　術前の呼吸機能の評価は、スパイロメトリーを用いて行います。心臓血管外科手術では、ほとんどの場合に胸骨正中切開を行います。肺切除や開心術、腹部手術等による肺機能への影響を調査した研究では、開心術後の1秒率（FEV1.0%）は著明な変化を認めなかったものの、肺活量（%VC）では、術後1週間で約半分程度に低下していました。そして、その後、徐々に回復してはきますが、3週間で約70%の回復に留まっていました。

▼呼吸機能検査（スパイロメトリー）

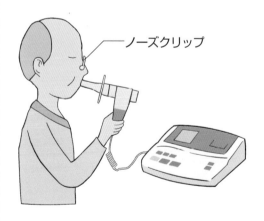
ノーズクリップ

　スパイロメトリーでは、吐き出される空気量を測定します。座位でノーズクリップを鼻につけ、マウスピースをくわえながら行います。ここで得られるデータでは、最大吸気位から最大呼気位の空気量である肺活量（Vital Capacity：%VC）、最大吸気位から勢いよく限界まで息を吐き出した努力性肺活量のうち、最初の1秒間に吐き出された空気量である1秒量（Forced Expiratory Volume 1.0：FEV1.0）、努力性肺活量に対する1秒量の比率である1秒率（Forced Expiratory Volume 1.0 (sec)%：FEV1.0%）が大切です。

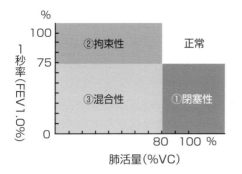

スパイロメトリーから得られた%VC と FEV1.0%から、閉塞性換気障害、拘束性換気障害、混合性換気障害に大別される。
①閉塞性換気障害：気道の狭窄により、吐き出したときに勢いがない場合
②拘束性換気障害：肺が十分に広がらず、吐き出した量が少ない場合
③混合性換気障害：①と②%のどちらも認める場合

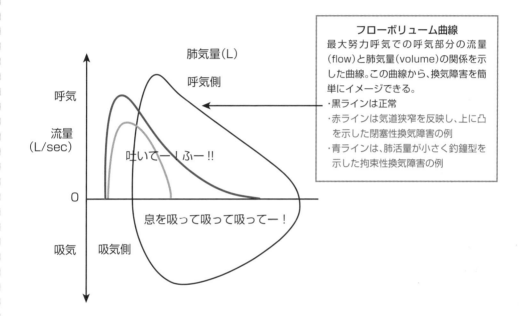

フローボリューム曲線
最大努力呼気での呼気部分の流量（flow）と肺気量（volume）の関係を示した曲線。この曲線から、換気障害を簡単にイメージできる。
・黒ラインは正常
・赤ラインは気道狭窄を反映し、上に凸を示した閉塞性換気障害の例
・青ラインは、肺活量が小さく釣鐘型を示した拘束性換気障害の例

現在、これらの合併症を予防する目的で、術前から早期離床の必要性を説明することや、ハフィング訓練に加え、深呼吸を促すインセンティブ・スパイロメトリー（以下IS）が広く使用されています。冠動脈バイパス術（CABG）を受ける患者を対象に、術前のISによる呼吸訓練の有効性を調査した研究[1]では、通常ケア群（深呼吸、咳嗽訓練、早期離床）と、通常ケアに加えてISを使用した群では、IS使用群で呼吸器合併症が有意に低下した、と報告しています。ISは、最大吸気を反復的に行うことで、吸気筋の耐久力を高め、かつ吸気負荷に対する最大耐久時間を改善し、術後の無気肺や肺機能の早期回復を促すためのものです。この結果から、ISを使用した介入が、術後の合併症予防には有効であると報告されました。

しかし、ISによる呼吸訓練の合併症予防における条件は、少なくとも2週間以上の定期的な訓練であり、この研究結果を、入院から手術当日まで数日しかない現在の臨床に適応させるのは困難です。したがって、最大吸気位を意識した深呼吸や、喀痰排出のためのハフィング訓練、そして術後の早期離床の必要性を説明するといった、短期間で

1) 豊田章宏ほか：外科手術前後の呼吸リハビリテーションと肺機能の経時的変化, リハビリテーション医学, 38：769-774, 2001.

簡便にできるケアを入院後すみやかに実施することが重要であると考えます。ただ、ISの導入が無駄なのかというとそうではありません。筆者の経験では、ISを用いることで、術後の肺活量の低下や回復過程を患者自身が実感できるため、深呼吸や早期離床へのよい動機付けにつながるのではないかと考えています。

▼ハフィング訓練

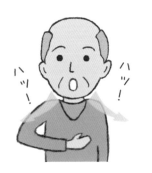 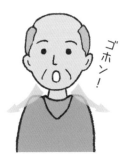

息を大きく吸い込んだあと、できる限り早く短く「ハッ、ハッ」と声を出さずに息を吐き、4〜5回繰り返す。術後は、無理のない姿勢で、胸帯を締める、または枕を抱えると実施しやすい。

痰が気道の上部に移動すれば咳をして排痰する。

排痰には、【重力、air entry、呼気流速】の3つが重要である。つまり、身体を動かしながらしっかりと空気を吸い込み、勢いよく痰を排出する。そして、術後であれば【疼痛コントロール】も重要な要素になるため、積極的に鎮痛を行いながらの呼吸ケアを心がけることが必要。

また、術前の歯磨きも重要です。なぜなら、気管内挿管をするときに、管は口腔内を通過します。このとき、口腔内が汚染されていたらどうなるでしょうか。汚染されたものが気管や肺に入ってしまい、呼吸器合併症へとつながってしまいます。したがって、術前より口腔内の清潔を保つことは非常に重要であり、歯磨きの必要性を伝えるとともに、口腔内が清潔に保たれているかを確認することも重要なケアとなります。

心臓血管外科手術の術前における呼吸ケアのポイントは、「深呼吸の必要性を説明すること」「痰を出すためのハフィングの練習をすること」「早期離床の重要性を説明すること」「歯磨きを勧めること」です。

ベテランナース

術前の精神的・社会的側面への ケアのポイント

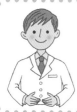

患者は、通常、手術が必要だといわれてから、術前外来や術前の検査入院を経て、ようやく手術本番の入院へとたどり着きます。本番を迎えるまで数か月という時間がありますが、その間に患者は何を考え、それに対し看護師は、どのようなケアをすればよいのでしょうか。

✚ 患者の存在を認識した精神的介入の必要性

術前のケアについてのヒントをつかむため、まずは、以前筆者らが行った、外科手術患者を対象とした院内研究の結果から考えていきたいと思います。手術を受ける患者にとっての傷（正中創）の意味について、術後に壮年期の男性を対象にインタビューを行った質的調査では、術前に痛みをイメージできたことで、疼痛への恐怖心の緩和や疼痛コントロールが良好に進み、その結果、患者自身が客観的に痛みと向き合うことができていました。しかし、疾患の宣告から手術に至るまでの経過が短期間であり、セカンドオピニオンで当院に来られた患者では、傷を見るたびに手術を宣告されたときの思いがよみがえると感じており、傷に対してマイナスなイメージを持っていました。この結果から、術前の恐怖心を消化できないまま手術を受けている患者の存在を認識し、精神的介入をすることの必要性を痛感させられました。

入院から手術までは数日しかありません。検査や手術までの流れの説明、そして処置など看護師の仕事は多岐にわたり多忙を極めますが、患者さんの精神面への配慮を忘れないようにしましょう。

ベテランナース

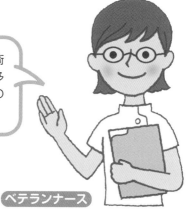

心臓手術を受ける患者の不安

　心臓手術を受ける患者の不安について調べた研究においては、術前説明の理解の困難性や身体症状の悪化の恐れなどの不安を抱えており、かつ術後と比較し、入院時や術直前に有意に不安を抱えていることが報告されています[1]。

　筆者の経験においても、死への恐怖を持つ患者や、術後のイメージがわかないため不安を持つ患者を多く見てきました。

　つまり、看護師は、術前の患者に対し、単に説明をするだけでなく、患者がわかる言葉で丁寧に説明し、術後の状態を予測できるような情報提供を行うこと。そして、感情の表出を促しながら、患者の心の持ちようを理解するとともに、患者の求める手術に関連した情報は何かを知り、それに沿って提供していくことが必要であると考えます。

　さらに、心臓血管外科手術の入院期間は約2週間ですが、社会復帰までしばらくかかり、家庭や社会での役割変化も考えられます。そのため、仕事や家族構成など、社会面の情報収集も必要です。また、高齢者や独居の患者、機能障害を持った患者は、退院調整が困難になることが予測されるので、術前から退院後を見据えた調整が必要です。現在、多くの施設がスクリーニングシートを用い、退院困難が予測される患者を選別できるよう取り組んでいます。まずはスクリーニングを行い、退院困難が予測される患者を選別できたら、ソーシャルワーカーなどの多職種と協働し、早期に介入していくことが必要です。

心臓血管外科における術前の精神的・社会的側面へのケアのポイントは、「入院後早期に退院までの流れをオリエンテーションすること」「患者の求める、手術に関連する情報を提供すること」「患者の不安に耳を傾けること」「社会面への配慮も忘れないこと」です。

ベテランナース

1) Hulzebos EH, et al. Preoperative intensive inspiratory muscle training to prevent postoperative pulmonary complications in high-risk patients undergoing CABG surgery: a randomized clinical trial. JAMA, 296(15): 1851-7, 2006.

chapter 4

ICUの看護

ICU管理の目標は全身の重要臓器への良好な酸素供給を維持し、
合併症を予防して臓器の機能を維持することです。
ICUは術後ケアのスタート地点であり、一般病棟でのケア、
在宅でのケアにつながっていきます。

循環管理

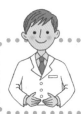

心臓手術を受ける患者は、動脈硬化を有する高齢者や併存疾患を持つ場合も多く、各臓器の予備能を評価し、看護ケアを行うことが大切です。

✚ 手術を受ける患者さんの特徴は?

心臓血管外科手術では、直接、心内に侵襲を加えるため、人工心肺を使用した心停止が必要となることがあります。人工心肺を使用すると細胞外液のシフトが起こり、術後の凝固線溶系の異常や亢進も起こります。さらに、大血管操作に伴う諸臓器の栄養血管の塞栓や抗凝固薬の使用による出血などの合併症が起こりやすい、という特徴を理解しておきましょう。

✚ 循環管理の目標は?

循環管理を行う目標は、血圧・心拍数などバイタルサインを正常に維持し、合併症を起こさず早期回復を促すことです。一般的には、術前のバイタルサインを指標に循環管理をし、理学所見や検査データなどを統合して循環の指標を決定することが重要です。

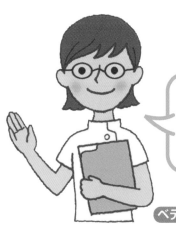

循環管理の指標として、血圧は、出血が多い時期は収縮期で110未満、その後は術前の血圧を目指します。また、心拍数は60～80台の洞調律を維持し、頻脈はコントロールしておきます。

ベテランナース

術後合併症で起こりやすいのは?

心臓血管外科手術後に起こりやすい合併症には以下のものがあります。

●出血、心タンポナーデ

人工心肺を使用した手術の場合、術後出血を起こしやすくなります。止血剤や輸血など対症療法を行っても血性の排液が多量に出続ける場合は、再開胸手術を行うこともあります。また、ヘパリン中和でプロタミンを使用する場合には、血餅によるドレーン閉塞により、心タンポナーデを起こすこともあるため、ドレーンの排液量や性状の変化を観察しておくことが大切です。

●不整脈

術後は、前述した出血や血管内脱水、低体温、電解質の異常や心筋障害、低酸素血症を原因とする不整脈が起こりやすいといわれています。特に弁膜症手術後は、左室のコンプライアンスが低く1回拍出量の30%は心房収縮に依存しているため、洞調律を維持する必要があります。また、徐脈性不整脈を認めたらペースメーカーやカテコラミン類の薬物投与で対応するといいでしょう。

●低心拍出量症候群

人工心肺使用時の大動脈遮断による虚血や、遮断解除後の再灌流により、術後は心筋障害のリスクが高い状態にあります。不整脈や低体温からの復温に伴い末梢血管抵抗の低下により低心拍出量症候群が起こり得ます。そのため、低血圧や乏尿、代謝性アシドーシスの進行、四肢冷感などの低心拍出量症候群の徴候がないかを観察することが大切です。

術後合併症は予測が重要

心臓手術後の患者は、超急性期から慢性期に至るまで、様々な合併症の危機にさらされています。例えば、心タンポナーデは、術直後のICUで発生しやすい合併症ですが、慢性期に一般病棟で発生することもあります。どのような合併症が起こりやすいのかを知っておくだけで、先を見据えた予測的な観察ができます。患者の変化に気づき、術後の経過や予測される合併症から現在の状態を解釈し、対応を考えるという臨床判断が重要になります。「もし、この患者が心タンポナーデになったら、どうなるだろう? 自分は何をするべきか?」という問いが、素早い気づきと対応につながるのです。

術後に使用する循環作動薬の特徴

心臓血管外科手術後では、侵襲からの回復を促すために循環作動薬が必要となります。主に使用する薬剤の特徴について理解しておきましょう。

●変力薬（カテコールアミン類）

塩酸ドパミン：用量に依存し、低用量で腎血流増加、中等用量で心陽性変力・変時作用増加、高用量で心収縮力増加の効果が得られます。

塩酸ドブタミン：β作用が主で、心収縮力増加と血管拡張作用を有し、低心拍出量症候群や肺うっ血を認める場合に使用されます。

ボスミン：低用量ではβ作用、高用量ではα_1作用を持ち、心筋の灌流圧・収縮力を増強するのが特徴の薬剤です。ドパミンやドブタミンより心収縮作用が強いことも知っておきましょう。

ノルアドレナリン：主にα作用を持ち、血管収縮を促し昇圧効果を得られるのが特徴で、収縮期血圧・拡張期血圧の双方を上昇させます。高用量となると腎血流量の減少により尿量が減少するため、副作用の観察も大切となります。

●血管拡張薬

手術後は心臓にかかる負担（および酸素需要量）が増大し、十分な拍出量を供給できない場合があります。その際に、血管を拡張し、血液の流れをよくし、血圧を下げる（後負荷減少）ために使用します。血管拡張薬の中には、利尿、腎保護作用も有するカルペリチドや、抗不整脈作用も有するCa拮抗薬などもあり、それぞれの特性を理解しておくとよいでしょう。

●β遮断薬

術後の頻脈は有害であり、心拍数は正常数に維持する必要があります。心機能低下時や循環動態監視下の心房性不整脈に対してβ遮断薬を使用します。β遮断薬は、用量依存的に心拍数を抑制するため、高用量投与時の徐脈には注意しておきます。また、術後の高血圧に対しては、β遮断薬の貼り薬があることも知っておくとよいでしょう。

●その他の薬剤

抗不整脈薬や鎮静剤など、術後の循環動態に作用するものはいくつかあります。ただし、これらの薬は対症的に使用されることが多いので、下の図を参考にして選択方法を理解しておくとよいでしょう。

▼循環作動薬の位置付け

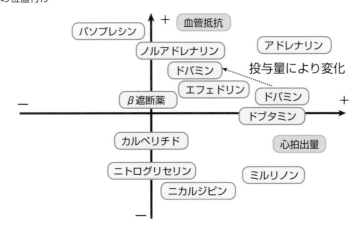

術後の輸液管理（水分出納バランス）

術後の6〜8時間は、全身性炎症反応症候群（SIRS）の影響により、血管透過性の亢進、心臓の拡張能の低下、復温による血管拡張から、低心拍出量症候群に陥りやすいため、輸液負荷が必要となります。術後24時間でSIRSは終息し、大半の患者さんで循環作動薬の中止や漸減が可能な程度に心機能が回復します。また、術後1日目で多くの患者は5〜6Lのプラスバランスとなり、輸液負荷を継続することは心不全のリスクとなるため、ここからは過度のプラスバランスとならないように管理する必要があります。

術後3〜5日以内に大半の患者さんで術後に増加した体重は元に戻りますが、周術期に貯留した水分とナトリウムのコントロールとして利尿剤の検討をしておくことも大切です。

冠動脈手術後の利尿剤は使用しない
冠動脈バイパス手術後は、冠動脈に一定の血流が必要となります。術後、プラスバランスで経過したとしても、利尿剤の使用は冠血流量低下から心筋虚血のリスクとなるため、基本的には使用しないことを知っておきましょう。

ベテランナース

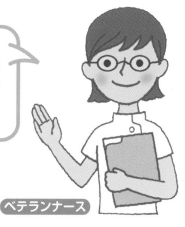

血液データ

Nurse Note

血液データを見る際には、血液ガスであればラクテートの上昇がないかを観察しておきましょう。その他、炎症反応や肝機能、腎機能がピークを迎えるかどうかを必ずチェックしておきます。

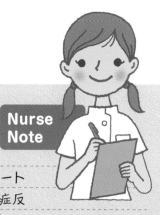

出血とドレーンの管理

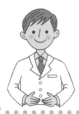

心臓血管外科手術後は、出血量の適切な評価と心タンポナーデや血胸などの術後合併症の予防を目的に、ドレーンが心嚢や前縦隔に挿入されています。術直後から出血が持続している場合、その量が多ければ全身管理は成り立ちません。ICUでの看護として、ドレーンを適切に管理し、出血量を頻繁にチェックすることが最優先事項です。

➕ ドレーン管理のポイント

ドレーン管理のポイントを以下に示します。

●排液量と性状を確認しよう

どのドレーンからどれくらい出ているのか、どんな色なのか、どのような性状なのかを観察します。1時間で体重あたり4mL以上の出血で再開胸する可能性があります。また、排液の色は術直後が血性、もしくは淡血性であり、術後1日目以降から淡血性あるいは漿液性へと変化していきます。

▼排液の色の変化

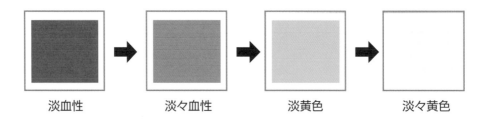

| 淡血性 | 淡々血性 | 淡黄色 | 淡々黄色 |

●閉塞を予防しよう

ドレーンの排液量が急激に低下した場合は、ドレーンの閉塞、屈曲、抜去、接続外れを疑います。排液が出ていた心嚢ドレーンが閉塞すると心嚢液が急激に増加し、心室が拡張できなくなります。

さらに、心臓に帰ってくる血液量が極端に減少し、心拍出量が低下します。これを**心タンポナーデ**と呼びます。心タンポナーデを早期に発見するためには、血圧と脈圧の低下、頻脈、尿量低下、中心静脈圧の上昇、心拍出量の低下などを観察します。

●エアリークを観察しよう

手術中もしくは胸骨を固定するワイヤーが肺を損傷したときに気胸を起こすと、エアリークとして観察されます。エアリークが持続する場合は、ドレーンの破損、接続部のゆるみや外れなどを確認します。また、胸腔ドレーンからエアリークが持続している患者では、クランプすることで水封室の陰圧が解除され、緊張性気胸が起こることがあります。

●予定外抜去を防止しよう

予定外抜去を予防するためには、引っぱられる力に抵抗できるような固定がされているか、患者の移動や行動、必要なケアに配慮されているかが重要です。ドレーンを固定する際は、上からただテープを貼るだけだと皮膚とテープの間に隙間ができるため、ドレーンが動いてはがれやすくなります。Ω形だと遊びができることによってドレーンの動きが吸収されてはがれにくくなります。

▼エアリークの観察

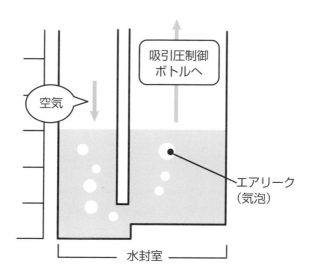

▼ドレーン固定の方法

✕ 上から貼っただけだとテープが浮いてしまう

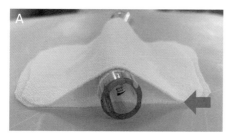

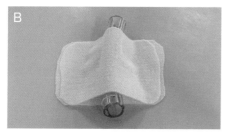

◯ テープで包み、Ωの形にする

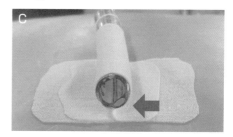

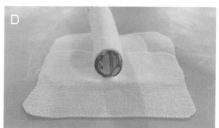

割り入りテープでさらに固定する

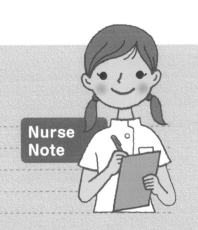

出血しやすいタイミングが あります

Nurse Note

- 患者が覚醒してバッキングしたとき
- 抜管、吸引時にバッキングしたとき
- 血圧が上昇したとき
- 患者が激しく動いたとき
- 抗凝固薬の投与を開始したとき
- 心外膜ペーシングリードを抜いたとき

これらのタイミングでは、必ずドレーンからの排液の量と性状を観察します。

ドレーンの種類、患者の病態によっては、ミルキングを行うことが患者の不利益になることがあるため、事前にミルキングを行ってよいか医師に確認します。ドレーンの先端が組織に接触していた場合、ミルキングによって強い陰圧がかかり、ドレーン周囲の組織が傷付く可能性があるからです。

ベテランナース

---

column

低侵襲デバイス

　心臓血管外科領域においては、低侵襲化を目指す潮流があり、人工心肺を使用しない、経カテーテル的治療などが増加しています。従来、手術に不適応とされた患者にも手術が行えるようになるとともに、患者の高齢化や併存疾患の多さから術後管理の方向性も変化しています。最近では、補助循環の改良も進み、IMPELLAも日本に導入されました。IMPELLAは、左心室負荷を直接軽減する人工心臓の1つですが、経カテーテル下に留置できることが特徴で、治療成果も報告されています。今後も低侵襲のデバイスが開発され、手術不適応の患者さんが少なくなると期待しています。

呼吸ケア

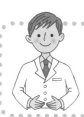

心臓血管外科手術後は、多くの場合、ICUで人工呼吸器管理が行われます。長期の人工呼吸器管理による合併症を回避するためには、少しでも早く抜管するべきです。

人工呼吸器からの離脱

　人工呼吸器からの離脱方法には、**ウィーニング**と**人工呼吸器離脱プロトコル**(自発覚醒トライアル：SAT*＋自発呼吸トライアル：SBT*)があります。どちらの方法を選択する場合でも、抜管前後は呼吸仕事量や胸腔内圧が大きく変化します。

手術により心臓の機能が低下しているだけでなく、循環血液量が不足している状況での人工呼吸器からの離脱は、心不全が悪化するリスクがあるため注意します。

▼人工呼吸器離脱プロトコル

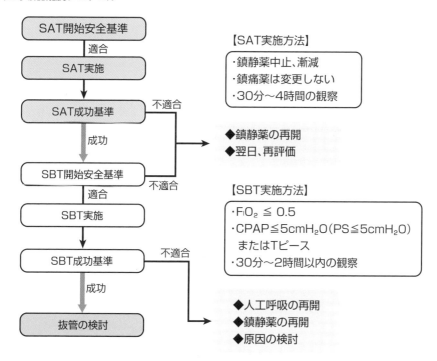

出典：人工呼吸器離脱に関する３学会合同プロトコルを参考に作成

＊SAT　Spontaneous Awakening Trialの略。
＊SBT　Spontaneous Breathing Trialの略。

SAT＋SBTは覚醒を促し、すぐに呼吸補助をなくして人工呼吸器から離脱できるか判断する方法です。SAT＋SBTでは開始や中止、離脱までの手順もプロトコルに従って実施されます。離脱までの判断が数時間と短いうえに、医師の判断で行われた場合と比較し、人工呼吸期間を短縮できるといわれています。

▼ウィーニング

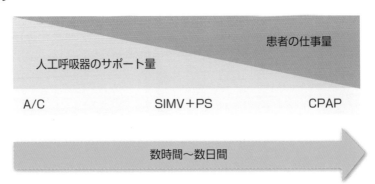

ウィーニングは、徐々に人工呼吸器の設定を下げて患者の呼吸仕事量を増やしていき、数時間～数日かけて離脱可能かを判断します。SAT＋SBTのようなプロトコルではなく、SIMVやPSを漸減する方法であり、確立された手順はありません。

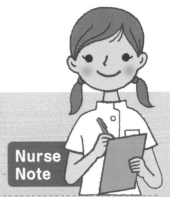

人工呼吸器が必要ない状態かをどう判断するか

Nurse Note

①出血が多くないこと。
②血圧や脈拍が安定していること。
③復温していること。
④酸素化が十分であること。
⑤安定した呼吸があること。
⑥覚醒していて痰が出せること。
　数値にとらわれすぎず、術前の呼吸機能や既往歴、術後の病態などを総合的に判断する必要がありますね。

呼吸を安定させるためのケア

心臓血管外科手術後の呼吸機能低下の要因としては、①胸骨正中切開、創部痛による肺胞低換気、②換気血流比の不均等分布が挙げられます。特に換気血流比の不均等分布は低酸素の大きな原因になります。仰向けで人工呼吸器を装着すると、肺自体の重さと腹部臓器に押されて背中側の肺は膨らみにくくなり、空気は胸部側の肺に入りやすくなります。このとき、重力の影響で血流は背中側に多く流れていますから、ガス交換の効率は悪くなります。さらに、麻酔や長時間の鎮静の影響で横隔膜機能不全を引き起こし、無気肺が形成されやすくなります。これらの影響によって、術後は機能的残気量 (FRC) や肺活量 (VC) が術前まで回復するのに1〜2週間かかるといわれています。

そのため、出血量と循環動態が安定したら、すみやかにポジショニングを実施します。呼吸をケアするうえで、仰向けはよくありません。頭部挙上により、FRCが増加し、酸素化が改善します。また、横隔膜が下がりやすくなるため、換気量が増加します。頭部挙上の角度は20度程度から効果があるといわれています。しかし、健常人においても、仰臥位から頭部を20度挙上すると1回拍出量が低下します。血圧が不安定な患者は、血行動態 (主に血圧や心拍数、心拍出量、1回心拍出量変化値、混合静脈血酸素飽和度) をアセスメントしつつ、ポジショニングを行う必要があります。

無気肺に対する介入として側臥位があります。患側を上にした側臥位は、換気血流比不均等分布の改善により酸素化がよくなります。側臥位で血圧が低下した場合、左側臥位では心臓に肺の圧迫が加わることによる心仕事量の増加、右側臥位では下大静脈の圧迫による前負荷の減少が関与していると考えられます。

ベテランナース

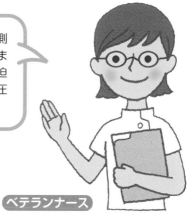

痛み・不穏・せん妄

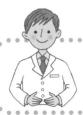

心臓手術後では、急性疼痛や不穏、せん妄などの有害事象が問題となります。これらの症状を予防・改善することは大切です。

 ## 痛み

●痛みの種類と観察

術後の痛みには、創部や腰痛などの身体的痛み以外にも、不安や恐怖による精神的痛み、社会的痛みや霊的痛みなどがあります。これらを全人的痛みとしてアセスメントしていくことが大切です。

痛みの評価には、数値で評価できるスケールもありますが、患者さんが痛いと言えば痛いのが原則となるのを理解しておきましょう。また、痛みの程度を観察するだけでなく、その原因や要因に目を向けて対応することが大切です。

▼痛みの強さの指標

数値評価スケール（NRS＊）

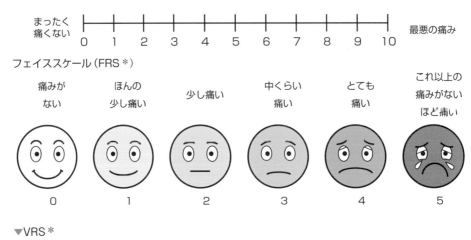

▼VRS＊

0	1	2	3	4
痛みなし	少し痛い	痛い	かなり痛い	耐えられないくらい痛い

＊**NRS** Numeric Rating Scaleの略。
＊**FRS** Face Rating Scaleの略。
＊**VRS** Visual Rating Scaleの略。

痛みを鎮めるには?

痛みの存在を知り、評価したあと、どのような介入を行えばよいでしょうか。痛みの特徴を知り、どの方法をどのタイミングで使用するかを患者さんとともに考え、痛みはコントロール可能であることを説明できるようにしておきましょう。

術後鎮痛剤には、麻薬性鎮痛薬、麻薬拮抗性鎮痛薬、非ステロイド性鎮痛薬などがあります。薬物以外では、罨法*、リラクセーション、耐圧分散、創部保護が看護として行えることとなります。

不穏

●不穏を評価する意義

なぜ、不穏の評価が大切なのでしょうか?

鎮静の大きな目的は、快適性・安全の確保、酸素消費量・基礎代謝量の減少です。苦痛や不安が緩和されないと、不穏やせん妄を生じ、様々な事故・危険につながるため、早期に発見し、対処する必要があります。また、鎮静薬を使用している場合は、鎮静による副作用や弊害を軽減し、過鎮静とならないように鎮静深度を調節する必要があります。

代表的な不穏・鎮静の評価スケール

不穏・鎮静レベルの代表的なスケールには、RASS*(下の表)、SAS*があります。RASSには評価方法の指針もあるため、多くの施設で使用されています。

▼RASS

スコア	用語	説明
+4	闘争的	明らかに闘争的で、暴力的である。スタッフへの危険が差し迫っている
+3	強い不穏	チューブまたはカテーテルを引っぱったり抜いたりする。または、スタッフに対して攻撃的な行動が見られる
+2	不穏	頻繁に目的のない動きが見られる。または、人工呼吸器との同調が困難である
+1	落ちつきがない	不安、あるいは心配そうであるが、動きは攻撃的であったり、激しく動いたりするわけではない
0	意識が清明で穏やか	

＊**罨法** 漢方医学の治療法の1つ。患部を温めたり冷やしたりして病状の好転を図る。
＊**RASS** Richmond Agitation-Sedation Scaleの略。
＊**SAS** Sedation-Agitation Scaleの略。

スコア	用語	説明
−1	傾眠	完全に清明ではないが、声に対し持続的に開眼し、アイコンタクトがある
−2	浅い鎮静	声に対し短時間開眼し、アイコンタクトがある
−3	中程度の鎮静	声に対して何らかの動きがある
−4	深い鎮静	声に対して動きは見られないが、身体刺激で動きが見られる
−5	覚醒せず	声でも身体刺激でも反応は見られない

● **適切な鎮静レベルとはどの程度？**

　鎮静の目的を考え、患者さんにとってどのような鎮静が適切なのかを考えます。この場合、チームでカンファレンスし、目標を明確にしておくと効果的な鎮静レベルを設定できます。一般的には、コミュニケーションがとれる意識レベルにすることが、望ましい鎮静レベルといえます。

せん妄とは何でしょうか？

　認知機能の低下、睡眠障害、錯乱を伴う急性の精神変化をいい、術後では多臓器不全の1つといわれています。心臓手術後は、約50％の患者さんに起こるといわれていますが、原因に対して適切に介入できれば改善することが期待されています。

せん妄の評価はどうやって行う？

　評価ツールを使用せず、経験や勘、日常的な観察だけで評価しようとすると、せん妄は見逃してしまいます。そのため、患者に関わる全職種で共通した評価ツールを使う必要があります。

　代表的な評価ツールとして、CAM-ICUがあります。CAM-ICUでは、RASSの評価を加えることで評価を行うことができます。ただし、患者の協力が必要となり、重症度の評価を行えないことが難点ですが、比較的使用しやすいツールといえます。

せん妄の評価をどう活かすか

　評価してせん妄を認めたら、せん妄の原因を考える必要があります。次の図に示したような因子がないかを確認し、可能な限り除去することがケアとして大切です。

▼せん妄の発生機序

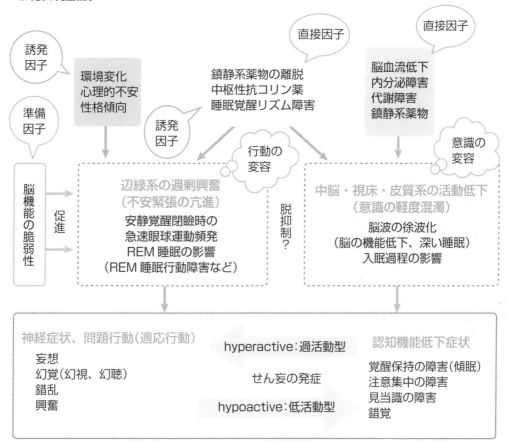

誘発因子

準備因子

環境変化
心理的不安
性格傾向

誘発因子

直接因子

鎮静系薬物の離脱
中枢性抗コリン薬
睡眠覚醒リズム障害

直接因子

脳血流低下
内分泌障害
代謝障害
鎮静系薬物

行動の変容

意識の変容

脳機能の脆弱性

促進

辺縁系の過剰興奮
（不安緊張の亢進）
安静覚醒閉瞼時の
急速眼球運動頻発
REM睡眠の影響
（REM睡眠行動障害など）

脱抑制？

中脳・視床・皮質系の活動低下
（意識の軽度混濁）
脳波の徐波化
（脳の機能低下、深い睡眠）
入眠過程の影響

神経症状、問題行動（適応行動）
　妄想
　幻覚（幻視、幻聴）
　錯乱
　興奮

hyperactive：過活動型

せん妄の発症

hypoactive：低活動型

認知機能低下症状
覚醒保持の障害（傾眠）
注意集中の障害
見当識の障害
錯覚

　せん妄、不穏、痛みについては、看護師が直面する状況によって早期発見できることが多くあります。いずれの場合でも、原因検索と予防をして普段の生活に近づけることが看護の視点としては大切です。

ベテランナース

主な鎮静薬の特徴

ミダゾラム：ベンゾジアゼピン系の鎮静薬。鎮静、催眠、抗けいれん、抗不安、健忘作用があるが、鎮痛作用はない。長期投与で耐性が生じやすく、肝機能・腎機能障害の患者では作用の増強や効果の延長が生じる可能性がある。

プロポフォール：鎮静、催眠、抗不安、健忘、抗けいれん作用があるが、鎮痛作用はない。鎮静の効果が発現しやすく、覚醒がすみやかな「キレがいい」鎮静薬。用量が増えていくと血圧が低下しやすくなるため、循環動態が不安定な患者では注意が必要。

デクスメデトミジン：選択性の高いα_2アドレナリン受容体作動薬で、鎮静・鎮痛作用、交感神経抑制作用があるが、抗けいれん作用はない。浅い鎮静管理がしやすく、呼吸抑制が少なく、せん妄予防の効果があるとされている。一方、徐脈などの合併症が出現する可能性がある。

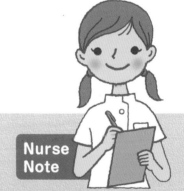

評価スケールの活用

Nurse Note

　鎮静・鎮痛・不穏については、数値で評価できるスケールが存在しますが、数値にとらわれすぎない視点も大切です。

①数値評価は、目標値としてとらえておくことが大切です。

②数値に表れない患者さんの言動については、その要因を検索して可能な限り改善を図ることが、術後の回復支援につながります。

早期離床

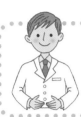

早期離床と聞くと、早期にベッドから離れ、立位や歩行ができたという結果を示しているように感じていませんか？　実はそれだけでなく、離床に至るまでの過程も含まれることを理解しておきましょう。

早期離床とは？

　早期離床として行われるアプローチでは、ポジショニング、他動運動、頭位挙上、自動運動などベッド上で行えるものから、徐々に端座位、立位、座位、歩行への支援を段階的に行います。

早期離床はなぜ必要か？

　手術後の患者さんは耐容能が低いため、安静臥床が必要であると考えられてきました。しかし、安静臥床の時間が長くなると、筋力低下、無気肺、人工呼吸器関連肺炎、血圧調整障害、褥瘡などの合併症を起こすリスクが高くなります。そのため、安静臥床となる時間をできるだけ少なくして、身体機能の低下を最小限にするため、早期離床への取り組みが大切となります。

早期離床はいつから行うか？

　早期離床への取り組みは、患者さんの病態が許す限り、できるだけ早くから行うことが重要となります。心臓手術後では、循環動態、呼吸状態、出血状況、水分バランスの推移を確認し、全身状態を包括的にアセスメントする必要があります。心臓血管外科手術後の病棟内歩行自立度は、平均4日であるとの報告もあります。また、離床の中止基準も決めておくべきです。すべての施設で同一の基準を用いることは困難なため、施設ごとに一定の基準を作成しておくことが重要です。筆者の勤務する病院における一例を示します（次ページ参照）。

術後リハビリの中止基準（例）

術後リハビリの中止基準（例）を次に示します。

・明らかな低心拍出症状・心不全徴候がある場合
・急性感染徴候（体温38℃以上）がある場合
・嘔吐・吐気などの消化器症状、胸痛や息切れなどの自覚症状が著明な場合
・術後新たに生じた不整脈（心房細動など）でコントロール不良な場合
・ドレーンから血性の排液が持続する場合
・著明な貧血（血清ヘモグロビン8.0g/dL以下）がある場合
・血圧・心拍数が主治医の指示を大きく逸脱する場合

早期離床から安静拡大に向けて

術後は、頭位挙上やポジショニングから早期離床の取り組みを開始します。実際に患者さんがベッドから離れる時間を確保できれば、以後は時間を延長、あるいは安静度を拡大していきます。

離床に際しては、医師、理学療法士、看護師の連携が不可欠であり、退院後の日常生活や身体活動を想定した介入を早期から行っていきましょう。

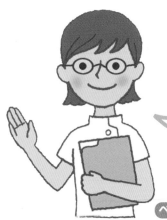

早期離床が求められるのは、患者さんの寝たきりを防ぎ、社会復帰を促すためです。重篤な患者さんについても、早期離床の視点は常に持っておきましょう。

ベテランナース

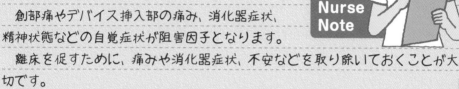

早期離床の阻害因子

Nurse Note

創部痛やデバイス挿入部の痛み、消化器症状、精神状態などの自覚症状が阻害因子となります。

離床を促すために、痛みや消化器症状、不安などを取り除いておくことが大切です。

column

身体活動の評価

離床レベルの現状や目標を明確にして共有するための、身体活動を評価するスケールが近年では多く開発されています。また、身体活動の質だけでなく、身体活動の量を評価することも重要です。海外では、リストバンド型の加速度センサーを用いた身体活動量の研究について、文献的レビューが行われています。リストバンド型の加速度センサーによる身体活動量の評価は、せん妄、鎮静度、ICU滞在期間の測定に有効で、ICU入室患者が不活動状態であったと報告されており、ICUにおける早期離床の取り組みが広がってほしいと思います。

column

術後の口腔ケア

心臓手術後の患者は、気管内挿管で人工呼吸器による管理が必要です。口腔に管が挿入されていて、発語がなく絶食になるため、唾液の分泌量が減少し口腔内の自浄作用が著しく低下します。このような乾燥した口腔内環境が細菌を増殖させ、人工呼吸器関連肺炎の原因となります。そのため、気管内挿管中の口腔ケアでは定期的なブラッシングや汚染物の回収だけでなく、乾燥させずに口腔内環境の湿度を維持するケアが重要です。また、口腔ケアは、摂食・嚥下機能の維持にも有効です。抜管後の早期経口摂取につなげるためには、清潔さを保つことだけを意識するのではなく、開口の促しや頬のストレッチ、口腔粘膜の刺激などによる口腔機能の維持も意識するようにします。

嚥下

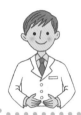

心臓血管外科手術後の急性期は嚥下障害が起こりやすいといわれています。特に高齢者や、48時間以上の気管内挿管では嚥下障害のリスクが上がります。嚥下障害は二次的に誤嚥性肺炎、脱水、低栄養などを引き起こし、心臓リハビリテーションを遅らせることになり、術後の回復に悪影響を及ぼします。

嚥下スクリーニングテスト

　人工呼吸器離脱後に、看護師による嚥下スクリーニングテストで嚥下障害の有無を早期に判断し、経口摂取が可能かを評価します。嚥下スクリーニングテストは、複数の検査を組み合わせることでより安全で確実に嚥下障害を判定できま

す。心臓血管外科手術後で嚥下障害のある患者のほとんどが、咽頭での嚥下障害であるとされています。そのため、ここでは特に咽頭の評価に優れているスクリーニングテストを紹介します。

● RSST（反復唾液嚥下テスト）
・空嚥下を促し、30秒間で何回嚥下できるかを測定します。
・3回/30秒未満であれば嚥下障害が疑われます。

▼RSSTの手順

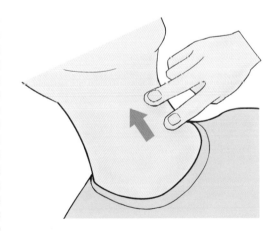

❶喉頭隆起と舌骨に示指・中指をあてる。
❷「できるだけ何回も、ゴックンゴックンと唾を確実に飲み込んでください。私が合図するまで続けてください」と声かけをする。
❸あてた指を喉頭が乗り越えた場合を1回とカウントする。
❹30秒間観察を続け、触診で確認できた回数で評価する。

▼MWST＋頸部聴診法の手順

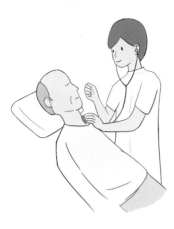

❶RSSTクリア後に実施する。

❷カテーテルチップに**3ccの水**を準備する。

❸検査前の呼吸状態を確認する。

❹「今から少量の水を舌の下に注ぎますので、私が合図したら飲み込んでください。飲み込めたら、すぐにアーと声を出してください。その後に水が残っていなくても、合図するまで何回も飲み込む努力を続けてください」と説明する。

❹口腔前庭へ水を入れ、頸部に聴診器をあてて、嚥下してもらう。

❺**嚥下音確認後に発声➡むせ・ゴロゴロ・湿性嗄声なし➡空嚥下を2回してもらい**、30秒以内であれば5点となる。空嚥下が2回できなければ4点。

❻**1〜3点ならその時点で終了**。4点以上なら、**最大2回実施し、最も悪い場合**の評価を採用する。

1点：嚥下なし。むせる and/or 呼吸切迫➡**嚥下反射なし**

2点：嚥下あり。呼吸切迫➡**不顕性誤嚥**

3点：嚥下あり。呼吸良好。むせる and/or 湿性嗄声➡タイミングを確認

4点：嚥下あり。呼吸良好、むせなし

5点：4点の項目に加えて、追加空嚥下2回/30秒可能

● **MWST（改訂水飲みテスト）＋頸部聴診法**

・冷水3mLをシリンジで口腔前庭に注ぎ、嚥下後のむせや湿性嗄声の有無、呼吸状態の変化を評価し、5段階で判定します。

・3点以下であれば嚥下障害が疑われます。

・飲水量を段階的に増やすことで嚥下障害は検出しやすくなりますが、同時に誤嚥する可能性も高くなることに注意が必要です。

・頸部聴診法と組み合わせることで嚥下を評価しやすくなります。

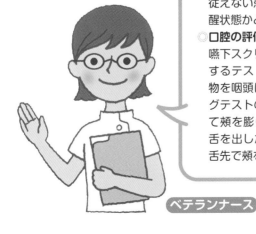

◎**覚醒状態を確認して嚥下評価をしましょう**

嚥下スクリーニングテストは、十分に覚醒していない患者や指示に従えない患者には実施できません。実施前に飲水や食事ができる覚醒状態かどうかを確かめることも大切な評価の一部です。

◎**口腔の評価も追加しましょう**

嚥下スクリーニングテストは、主に咽頭、つまり「ごっくん」を評価するテストです。飲水や食事には、食べ物をかむ機能、液体や固形物を咽頭に送り込む機能も重要です。そのため、嚥下スクリーニングテストの前に口腔の運動を確認します。具体的には、①口を閉じて頬を膨らませたり、へこませたりできるか、②口を大きく開け、舌を出したり引っ込めたりできるか、③舌先で左右の口角を触り、舌先で頬を内側から押せるか、④発声ができるか、などがあります。

ベテランナース

嚥下障害患者へのケア

●食形態を調整します

　とろみがついているもの、一口量が少なくまとまりやすいもののほうが嚥下しやすくなります。とろみ水➡固形物➡液体➡固形物と液体の混合物、の順に嚥下が難しくなります。また、きざみ食は舌の動きが悪いと口腔内でばらけてしまって咽頭に残りやすくなります。その場合はきざんだものにとろみをつけると嚥下しやすくなります。

●姿勢を調整します

　嚥下しやすい体位にすることで、食べ物の通過速度や通路が変化し、嚥下反射が起きやすくなります。30度のリクライニング坐位で頸部を前屈することにより、咽頭と気管に角度がつき、誤嚥しにくくなります。

▼嚥下しやすい体位（30度リクライニング坐位＋頸部前屈）

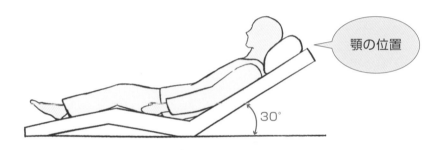

顎の位置

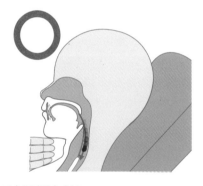
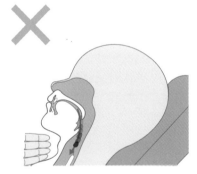

▼副食は一口大にするとよい

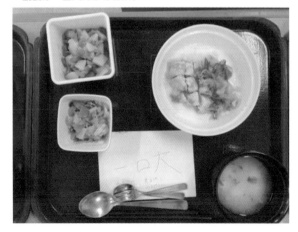

補助循環(IABP)

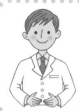

IABP*（大動脈内バルーンパンピング）とは、心臓の収縮力を有効に利用する圧補助の装置であり、胸部下行大動脈内でバルーンの膨張・収縮を繰り返すことにより、循環の補助を行います。IABPの補助能力は、本人の心機能に依存する部分が大きく、左心室の機能の10〜20%程度となります。

IABPの効果

IABPは、Diastolic AugmentationとSystolic Unloadingという2つの原理により循環を補助します。Diastolic Augmentationの

原理により、心臓の拡張期にバルーンを膨張させて大動脈拡張期圧を上昇させ、冠動脈の血流量を増やして心筋への酸素供給量を増加させます。

▼Diastolic Augmentation

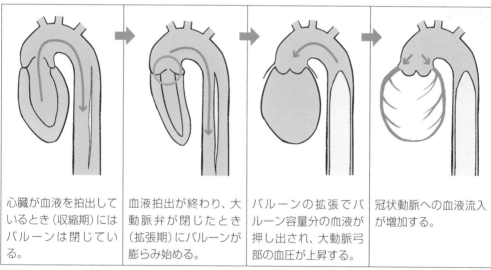

| 心臓が血液を拍出しているとき（収縮期）にはバルーンは閉じている。 | 血液拍出が終わり、大動脈弁が閉じたとき（拡張期）にバルーンが膨らみ始める。 | バルーンの拡張でバルーン容量分の血液が押し出され、大動脈弓部の血圧が上昇する。 | 冠状動脈への血液流入が増加する。 |

また、Systolic Unloadingの原理により、心臓の収縮期にバルーンを収縮させて大動脈圧を低下させることで、左心室の駆出抵抗が減少し、左心室の仕事量を軽減させることができます。

▼IABPの構成

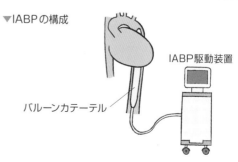

IABP駆動装置

バルーンカテーテル

＊**IABP**　Intra Aortic Balloon Pumpingの略。

▼Systolic Unloading

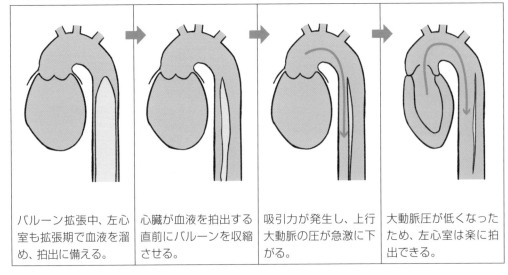

| バルーン拡張中、左心室も拡張期で血液を溜め、拍出に備える。 | 心臓が血液を拍出する直前にバルーンを収縮させる。 | 吸引力が発生し、上行大動脈の圧が急激に下がる。 | 大動脈圧が低くなったため、左心室は楽に拍出できる。 |

術後の体温管理

　心臓血管外科の手術では、体外循環操作により体温が低下します。また、人工血管置換術では、虚血による臓器の影響を最小限にするために低体温にします。低体温になると、心拍出量が低下するとともに末梢血管抵抗が増大し、循環動態に悪影響を及ぼします。さらに、血小板機能や凝固活性が低下することで出血量が増加します。ICUでは、大量の輸液や広範囲の体表露出によって、偶発的な低体温を引き起こすこともあります。電気毛布を活用し、保温による末梢血管抵抗の変化で血圧が低下しないように注意しながら、ゆっくり復温するようにします。

　一方、復温後は体温が上昇します。これは、手術による侵襲で内因性の発熱物質が増加し、体温調節中枢のセットポイントが上昇していることが原因です。そのため、術直後のICUでの発熱は生体の防御反応であり、むやみに熱を下げると、セットポイントまで熱を上げるために骨格筋を収縮させて熱産生を増やそうとします。これを**シバリング**といいます。シバリングが起こると酸素消費量が2〜3倍になり、全身状態を悪化させる原因にもなります。術直後は、発熱による代謝の亢進が心拍数や血圧に影響するかどうかをアセスメントしてから、掛け物などで体温を調節するようにします。

バルーンを膨らませるタイミングが重要

バルーンを膨らませるタイミングは、拡張期への移行時です。左心室が大動脈に送り出した血液を逆流させず、バルーン拡張による圧力を左心室内に伝えないように、大動脈弁が閉鎖した直後にバルーンを膨らませます。これは、心電図ではT波頂点付近、動脈圧波形では大動脈弁が閉まるときに発生するDicrotic notch付近となります。

一方、バルーンを収縮させるタイミングは心収縮期への移行時です。大動脈弁が開放する直前で、心電図ではP波の終わり、動脈圧波形では拡張期の最低圧の少し前を目安にタイミングを合わせます。IABPスタート時は心電図を入力し、タイミングを合わせますが、動脈圧がモニタリングできたら、血圧波形が適切な二相性になるように調整します。タイミングにずれが生じるとIABPによる補助効果が低下するだけでなく、患者の血行動態を悪化させてしまいます。

▼駆動中のタイミング合わせは血圧波形が基準

Inflation …… T波の頂点部（心室の収縮終了直後）
Deflation …… P波の終わり（心室の拡張終期）

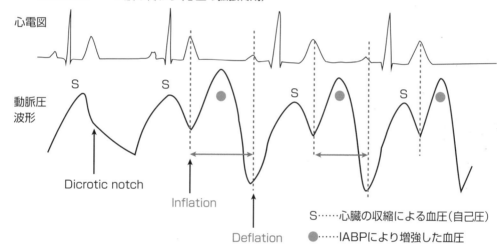

心電図

動脈圧波形

S

Dicrotic notch

Inflation

Deflation

S……心臓の収縮による血圧（自己圧）

●……IABPにより増強した血圧

Inflation …… Dicrotic notch（大動脈弁が閉鎖したとき）から
Deflation …… 拡張終期（収縮開始直前）

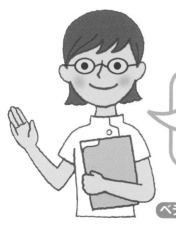

ベテランナース

離脱が可能だと判断されたら、補助の割合を1：1➡1：2➡1：3というように徐々に減らしていきます。離脱準備中は、IABPでの管理が必要だった病態（低心拍出量により人工心肺離脱が困難、心筋梗塞など）が悪化してこないかを観察します。

補助循環(PCPS)

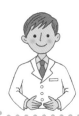

PCPS*(経皮的心肺補助)とは、大腿動静脈に脱血管と送血管を挿入し、遠心ポンプと人工肺を用いて体外的に心臓と肺の機能を補助する方法です。PCPSは、右房から心臓に戻ってくる血液を脱血することで、心室にかかる負荷を軽くして心臓の仕事量を低下させます。また、人口肺によって血液の二酸化炭素の除去と酸素化を行うことで呼吸補助の役割を果たします。心臓血管外科手術後では、主に人工心肺の離脱が困難な場合に用いられます。

回路構成と観察ポイント

PCPSの回路構成と観察ポイントを以下の図と表に示します。

▼PCPSの回路構成

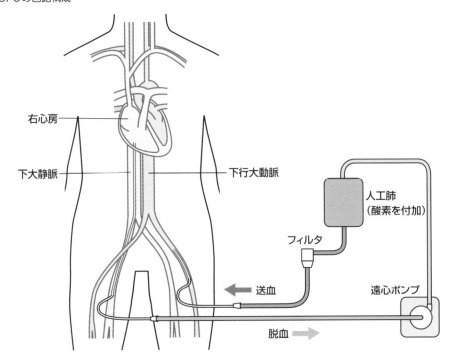

* **PCPS** Percutaneous Cardio Pulmonary Supportの略。

▼回路構成内の機器と観察ポイント

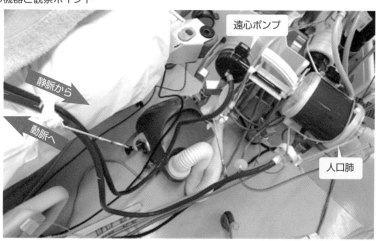

機器	観察ポイント
送脱血カニューレ ・送血カニューレは患者本人の心臓による血流とは逆方向に送血する。	・脱血カニューレのへたり、振動は脱血不良のサイン。 ・カニューレの位置、屈曲がないかを確認する。
血液回路 ・ACT（活性化凝固時間）を180〜200秒程度に調整する。	・回路の接続や回路側枝など血液がよどみやすい場所の血栓の有無を確認する。
遠心ポンプ ・回転数を設定する。 ・送血流量は前負荷、後負荷、血液の粘稠度（ねんちゅうど）によって決まる。 ・血流量は2.0〜4.0mL/min程度で調節する。	・遠心ポンプとドライブモーターが熱をおびている場合は、駆動状況に問題があり突然PCPSが停止するかもしれない。 ・ACアダプターの接続やバッテリーの充電の有無を確認する。
人工肺／酸素ブレンダー ・初期ガス流量と送血流量は1：1が目安になる。 ・酸素ブレンダーで吸入酸素濃度を、ガス流量の回転ツマミで換気量を管理する。	・吸入酸素濃度、ガス流量を確認する。 ・血液回路の動静脈血の色の違いで、肉眼的に人工肺での酸素化を確認する。 ・酸素チューブの接続を確認する。 ・ガス供給システム自体にアラーム機能はないため、設定の変更時には注意する。

機器	観察ポイント
駆動装置 ・コントロールパネルで回転数を設定する。 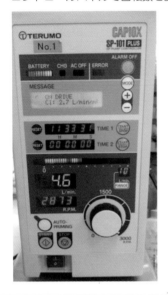	・センサーの接続や向きを確認する。 ・流量のアラームは、脱血不良や患者の体動時に起こることがある。その場合は循環血液量を評価し、血液回路の屈曲の有無、動脈圧の値を観察する。

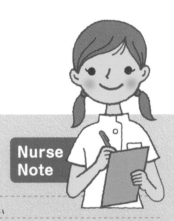

PCPSによる循環動態の アセスメント

Nurse Note

PCPSによる補助は、患者の状態に依存するとはいえ、循環動態の観察にはいくつかのコツがあります。

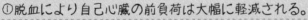

①脱血により自己心臓の前負荷は大幅に軽減される。
②送血は逆行的に行われるため、後負荷は増加する。
　➡IABPと併用すると後負荷を軽減できる。
③心拍出量は、PCPSの血流量と自己心拍出量を合わせたものになる。
④PCPSの補助流量は拍動流ではないため、補助流量が大きくなるほど血圧波形は平坦化する。
　➡自己心拍出量が増えると血圧波形は変化する。

chapter 5

術後看護のポイント

心臓血管外科手術後の看護の主な目的は、合併症管理と、
早期離床を含めた心臓リハビリテーションの推進にあります。
術後急性期は、状態の変化が起こりやすく、
適切なフィジカルアセスメントによる異常の早期発見とリハビリが必要です。
また、術後の創痛は、術後合併症を引き起こし、早期離床を妨げるため、
創痛管理も重要な看護ケアであると考えます。
このchapterでは、合併症管理と心臓リハビリテーションについて
説明していきます。

合併症管理

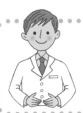

術後急性期は、状態の変化が起こりやすく、適切なフィジカルアセスメントによる異常の早期発見が重要となります。また、術後の創痛は、術後合併症を引き起こし早期離床を妨げるため、創痛管理も重要な看護ケアとなります。

創痛ケア

心臓血管外科手術後の創痛は、皮膚切開部の痛みだけではありません。胸骨正中切開により、切開された胸骨に左右非対称な方向の力（シェアリングストレス）が加わることで起こる痛みや、その痛みを避けようと肩関節やその周囲の筋肉の動きが制限されることによって起こる「筋肉のこり」からくる鈍い痛みなどがあります。

術後の創痛は、深呼吸が制限されたり早期離床が停滞してしまう原因となります。そのため、術前よりパンフレットを使って痛みのメカニズムや痛みを防ぐための起き上がり方などの説明を行い、患者がイメージできるように支援することが必要です。また、術後は患者の状態に注意して積極的に鎮痛薬による除痛を図り、深呼吸や歩行リ

ハビリ、肩関節周囲のストレッチ運動を進めていくようにします。

近年、疼痛管理には、経静脈的自己調節鎮痛法（IV-PCA＊）が術後より使用され、オピオイドを用いて疼痛管理が行われています。これにより、患者の疼痛管理が比較的すみやかにできるようになりました。しかし、痛みは主観的なものなので、患者の訴えを注意深く聴いていくとともに、痛みを0から10までの11段階で評価するNRS（数値評価スケール）や、患者さんの表情で痛みの強さを評価するFRS（フェイススケール）等の客観的指標も用いながらアセスメントをしていくことが重要となります。

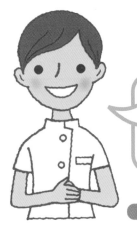

NRSは、0が痛みなし、10が最大の痛みとして、0～10までの11段階に分けて、現在の痛みがどの程度かを指し示してもらう段階的スケールです。この方法で答えることが難しい患者さんには、表情により評価するFRSが有効です。

先輩ナース

＊ IV-PCA　Intravenous Patient-Controlled Analgesia の略。

呼吸管理

　術後は、①全身麻酔や人工呼吸器の影響による繊毛運動の低下や気道分泌物の増加、②臥床による換気血流比不均等分布の増加、③胸骨正中切開やドレーンなどの痛みによる胸郭コンプライアンスの低下、④過度な輸液などによる酸素化障害といった原因により、無気肺や肺炎、呼吸不全へのリスクが高まります。そのため、積極的に早期離床や深呼吸を促し、呼吸筋や呼吸機能の維持・改善を図ることで、呼吸仕事量を軽減させることが必要となります。

　離床や深呼吸を進めるにあたり、創痛コントロールは極めて重要です。まずは、鎮痛剤を使用しながら積極的に除痛を図り、呼吸を整え、深呼吸を促しましょう。そして、体位変換や早期離床を図ることで、換気血流比不均等分布を減少させ、機能的残気量（functional residual capacity：FRC）を増加させることで酸素化は改善されます。換気量の増加により気道内分泌物の移動が促進され、気道クリアランスの向上へとつながります。

　また、インセンティブ・スパイロメトリーを使用して呼吸筋の回復を図り、合併症予防に努めながら、離床を促していくこともひとつのポイントとなります。なお、一般病棟では、動脈血採血は滅多に行わないため、酸素化能の評価には経皮的動脈血酸素飽和度（SpO_2）を使用します。

循環管理

　術後は手術侵襲により一過性の心機能低下や不整脈が起こり、容易に循環動態の変動をきたしやすい状態です。カテコラミン使用による強心作用や血管拡張薬などの使用による心負荷軽減も行われており、その効果を観察し循環動態をアセスメントしながらケアをしていくことが大切です。また、過度な溢水（いっすい）や脱水、電解質バランスの異常により不整脈の可能性もあり、24時間の心電図モニタリングや、血圧変動、末梢循環その他のバイタルサインの密な観察が必要になります。

　患者の循環アセスメントの指標として、Forrester分類があります。いわゆる心不全状態の評価指標です。これは、スワンガンツカテーテルから得られる心係数と肺動脈楔入圧（せつにゅうあつ）から求められるものです。ただし、スワンガンツカテーテルは侵襲が大きいため、一般病棟ではあまり使用されません。そのため、患者の末梢循環などから状態の評価ができるNohria-Stevenson分類を用いると、循環アセスメントの指標となり、臨床では非常に有用です。

さらに、心不全の症状や徴候は多岐にわたります。そして、左右どちらの心不全なのかで出現する症状や徴候は異なりますので、どこに障害が起きているのかを考えながら循環動態を評価していくことが必要です。

▼心不全の病状と徴候

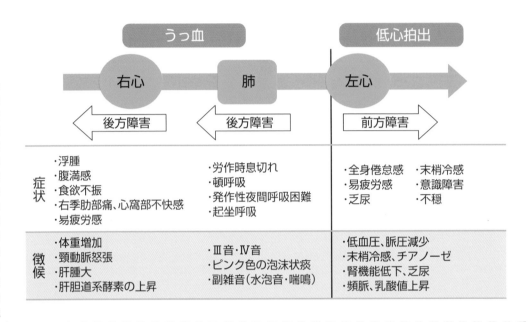

	うっ血		低心拍出
	右心	肺	左心
	後方障害	後方障害	前方障害
症状	・浮腫 ・腹満感 ・食欲不振 ・右季肋部痛、心窩部不快感 ・易疲労感	・労作時息切れ ・頓呼吸 ・発作性夜間呼吸困難 ・起坐呼吸	・全身倦怠感　・末梢冷感 ・易疲労感　・意識障害 ・乏尿　　　・不穏
徴候	・体重増加 ・頸動脈怒張 ・肝腫大 ・肝胆道系酵素の上昇	・Ⅲ音・Ⅳ音 ・ピンク色の泡沫状痰 ・副雑音（水泡音・喘鳴）	・低血圧、脈圧減少 ・末梢冷感、チアノーゼ ・腎機能低下、乏尿 ・頻脈、乳酸値上昇

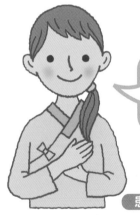

私たちの表情で痛みの強さを評価する客観的な指標も用いながらアセスメントをしていただくと安心です。

患者さん

Nohria-Stevenson分類では、うっ血所見（起坐呼吸・頸静脈圧の上昇・浮腫・肝経静脈逆流）と低灌流所見（小さい脈圧・四肢冷感・傾眠傾向・低Na血症・腎機能悪化）の有無で病態を以下の4つに評価します。
・うっ血 (-) 低灌流 (-) = dry/warm (Profile A)
・うっ血 (+) 低灌流 (-) = wet/warm (Profile B)
・うっ血 (+) 低灌流 (+) = wet/cold (Profile C)
・うっ血 (-) 低灌流 (+) = dry/cold (Profile L)

ベテランナース

水分・出納（心臓・腎臓）の管理

術後は、術中からの大量輸液の影響により、体内の水分は増加していきます。しかし、体外循環による血液希釈の影響や血管透過性の亢進による血漿成分の間質（血管内でも細胞内でもない非機能的空間、いわゆるサードスペース）への移動により、血管内は脱水状態となります。そのため、血管内脱水による循環血液量の減少から尿量の低下などを招く可能性もあり、採血データや利尿状況、浮腫の有無と程度、体重変動に注意していく必要があります。術後の体内での水分移動を次図に示します。

▼術後の体内での水分移動

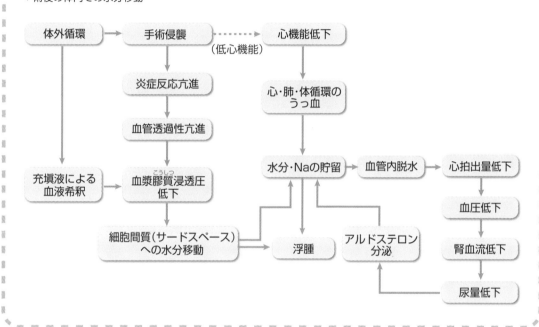

出血の管理

術後は、心嚢や胸骨下などに各種ドレーンが挿入された状態で一般病棟へ戻ってきます。体外循環および術後の抗凝固療法により出血傾向にあるため、ドレーンや創部からの出血量や性状の確認をこまめに行う必要があります。

排液の性状は、最初は血性ですが、その後徐々に薄まり、最後は漿液性（淡黄色）へと変化していきます。しかし、血性の排液が持続し、量も3〜5mL/kg/h以上が2時間続く場合は、再開胸術の検討が必要となります。

離床や体位変換により大量の排液を認める場合がありますが、体内に貯留していたものなのか（一時的な増加）、持続的な出血なのかを判断する必要があります。例えば、血性の排液が多量にあったとしても、貧血が進行していなければ、貯留していたものが体位変換などにより流出したと考えられます。そういった見極めのためにも、排液の性状や量だけで判断するのではなく、貧血の状態も併せてアセスメントする必要があります。

術後の心臓リハビリテーション

ほとんどの患者が、術後1日目で一般病棟に戻り、病棟へ戻った当日から歩行リハビリを開始します。低心機能の患者も術後早期より積極的に離床を進めています。そのため、看護師は、患者の状態を十分に把握しなければなりません。術後侵襲に加え、リハビリが呼吸・循環動態へのさらなる負担とならないよう、全身状態の変化に注意しつつ離床を進めていく必要があります。術後から退院までの「リハビリの目的」「リハビリの流れと注意点」「看護のポイント」について理解しましょう。

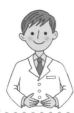

術後早期のリハビリの主な目的

術後早期のリハビリの主な目的について、次に示します。

・呼吸器合併症の予防
・交感神経や副交感神経の活性化に伴う血圧・脈拍・心拍数の乱れや不整脈などの自律神経系のアンバランスの改善。脱調節（ディコンディショニング）の予防
・1回拍出量や心拍出量の増加などの心機能の改善
・廃用症候群の予防

心臓リハビリテーションとは、医学的な評価、運動プログラムの処方、冠危険因子の是正、教育、カウンセリングからなる長期的かつ包括的なプログラムです。循環器疾患の予防期から、急性期（第I期）、回復期（第II期）、維持期（第III期）と、継続して行われます。

ベテランナース

術後リハビリの流れと注意点

リハビリは、手術翌日から行います。実施段階で中止・検討基準項目のいずれかに該当する場合は、ステップアップはせずに、現在のリハビリを継続するか、もしくは中止とし、状態が安定した時期に再開、ステップアップをするようにしま

す。重症の患者であればあるほど、中止・検討基準はより個別的となっていきます。医師、そして理学療法士と協働しながら、リハビリを進めていくことが重要です。

▼術後リハビリプログラム（1）

日程	リハビリの内容	安静度	看護師の役割
術後1日目 （病棟帰室時）	30m歩行	トイレ歩行	ステップアップ時には付き添い、以後は自主的に進めてもらう。
2日目	100m歩行		
3日目	200m歩行	病棟内フリー	
4日目	400m歩行	院内フリー	
5日目	400m＋階段昇降	リハビリ室でストレッチ、有酸素運動	

▼術後リハビリプログラム（2）

心電図	洞調律≧120/分、心房細動≧150/分
血圧	新たなST変化
	安静時収縮期血圧≧150mmHg
	安静時収縮期血圧≧130mmHg（動脈解離義開存、左室形成、弁形成、動脈瘤残存など）
呼吸	安静時息切れ、呼吸苦
貧血	ドレーン排液持続・増加、Hb・Hct低下
腎機能	BUN、Cre上昇
尿量	尿量低下、薬剤による利尿効果減弱
体重	増加傾向、末梢浮腫増加
不整脈	Lown分類≧ⅠVb、血行動態に影響を及ぼす心房細動の出現
心嚢液・胸水	心嚢液増加、心タンポナーデ、胸水増加
感染・炎症反応	発熱≧38度、WBC、CRP上昇持続、上昇
心筋逸脱酵素	CK-MB上昇

また、最近では、高齢者や麻痺などの機能障害、整形外科疾患のため術前から日常生活動作が低い患者が増えてきています。そのような患者については、理学療法士へのコンサルテーションを行い、理学療法士が早期に介入して個別プログラムの立案を行い、早い段階からより個別的なトレーニングを検討できるよう協働していくことが必要となります。

看護のポイント

　患者は術後急性期であり、呼吸・循環動態の変動の可能性があること、点滴や各種ドレーン類がついていることから、看護師が付き添ってリハビリ（ベッドサイドの日常生活動作やトイレ動作なども含め）を行っていきます。そして、これらライン等のデバイスが抜け、状態が落ち着いてきた時点で、患者自身でリハビリを進めてもらうよう働きかけます。この過程では、患者自身が何となく自分でリハビリを進めるというのではいけません。患者自身が血圧測定や検脈を行い、息切れの感じや浮腫といったサインにも気をつけながらリハビリができるように——つまり、自分の体調の良し悪しを判断しながらリハビリができるように、セルフモニタリングについての教育支援をしていくことが重要です。

　また、術前より早期離床の目的や流れについては説明を行っていますが、患者は術後の創痛や、点滴・ドレーン類が身体についていることにより、離床に対して消極的になりやすい傾向があります。そのような患者に対しては、スタッフが一丸となって患者を盛り上げ、離床が進むことでの達成感から、やればできるという感情を高めて次の行動につなげられるような関わりを持つことが重要だと考えます。

　術後早期のリハビリは、合併症を予防し、早期の退院を目指すことはもちろん大前提ですが、患者はいずれ退院して元の生活に戻っていきます。そのため、単に身体が回復しただけでなく、回復した身体がどれだけ元の生活に戻れる状態になっているかが重要です。つまり、入院中のリハビリを患者の生活に活かすことができたときに、リハビリの成果が出るのだと考えます。そのため、看護師は、術前から患者の生活を把握し、今の状態と入院前に生活していた状態との間で身体的なギャップが生じているか、という生活の視点を持ちながらリハビリを進めていくことが大切だと考えます。

看護師の役割

　心臓血管外科手術後は、病態の変化が目まぐるしく、急性期での病態アセスメントが、患者の予後を左右するほど非常に大切であるため、それに基づいた看護ケアに重点を置きがちだと考えます。しかし、患者は、短い入院期間のあと、再び社会生活に復帰しなくてはなりません。そのため、退院後の再発予防に向けた生活習慣の見直し、行動変容への動機付けも、看護師にとって重要な看護ケアであることを認識しなければなりません。

　循環器疾患を持つ患者は、手術後も完治したわけではなく、回復期から維持期においても患者とその家族が協力し、疾患と向き合い、予防的な健康行動がとれるように関わっていくことが求められます。そのため、各種の保健行動理論を活用して、患者や家族の行動変容に対する認識をアセスメントし、患者や家族がヘルスプロモーションを高められるような関わりが必要となります。

行動変容への
動機付けのためのポイント

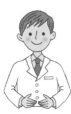

健康信念モデルでは、疾患への危機感を持ったときに、行動のマイナス面よりプラス面が大きいと認識すると、予防的行動をとる見込みが高まるとされています。また、それを促す刺激として、行動のきっかけも大切であるとされています。

▼健康信念モデル

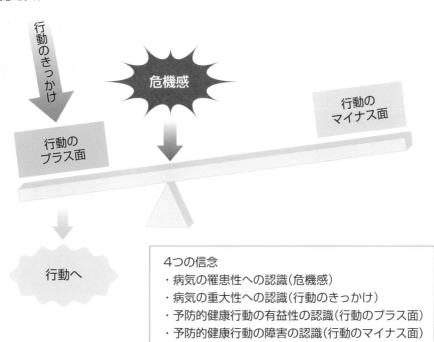

4つの信念
・病気の罹患性への認識（危機感）
・病気の重大性への認識（行動のきっかけ）
・予防的健康行動の有益性の認識（行動のプラス面）
・予防的健康行動の障害の認識（行動のマイナス面）

出典：松本千明：医療・保健スタッフのための健康行動理論の基礎、医師薬出版、2002年を参考に作成

患者の予防的行動

　入院期間が約2週間と非常に短い中で、看護師は患者が予防的行動を獲得するために、行動変容への動機付けをしなければなりません。よって、ポイントを押さえ、効果的な看護介入をすることが求められます。

　まず、看護師は、入院時より患者の疾患に対する理解度や生活状況の情報収集を行います。そして、疾患に対する考え方、仕事や日頃の運動習慣、食生活、嗜好品、家族の協力状況などの情報を得ることで、今後見直さなければいけない点を抽出します。次に、抽出された問題点から4つの信念に照らし合わせ、介入が必要であるものに対し計画を立案、実施します。

　ただし、入院してくる患者は、疾患の罹患期間が長く手術に踏み切った者や、緊急手術で突然入院が必要になった者、診断は受けていたが自覚症状がないまま手術を受ける者など様々です。疾患の罹患過程によっても患者の考えや訴えは多様であり、それをふまえて対応していくことが必要になります。

　また、行動変容に向け、マイナス面ではなくプラス面において、なぜこの手術を受けようと思ったのか、手術後に何かやりたいことがあるのか、目標があるのかなどを聴くことが大切であり、それを共通の目標として共有していきます。あれもできない、これもできないではなく前向きな指導につなげていくことが必要です。

　そして、患者と一緒に考え、患者自身に決定、選択してもらいながら、行動変容へと導いていくことが、病態アセスメントと同様に、私たちに求められる看護だと考えます。また、患者だけでなく家族も含めて看護介入をしながら支援体制を整えていくことも、患者に行動のきっかけを得てもらうための大切なポイントです。

　さらに、これらの介入にあたっては、患者のレディネス（教育の準備状態）を理解することが重要となります。レディネスは一人ひとり異なるもので、個人のレディネスに合わない学習方法は、学習効果が低いばかりではなく、学習者にとって苦痛となるものだからです。同じ健康障害を持つ成人に対する場合であっても、それぞれの患者の状況に応じた対応をすることが、患者教育において非常に重要です。

患者教育のポイントは、患者のレディネスを探っていくことです。そのためには、術後からではなく、入院時より患者教育を開始していくことが必要です。

ベテランナース

▼患者のレディネス（教育の準備状態）のアセスメント項目

アセスメント項目	情報
1.情緒的準備状態 ・療養への意志・学習意欲 ・意欲を阻害している因子 ・意欲を高揚している因子	疾病の受容状態、自己観、健康観、疾病観、変化した役割の受容と進行状態、対人関係
2.経験的準備状態 ・既習の知識・技術 ・修正が必要な知識・技術 ・実施している療養行動 ・新たに学習の必要な知識・技術 ・療養行動をとるうえで調整が必要な日常生活習慣・行動パターン ・学習能力	病歴、患者が述べる療養体験、すでに受けた教育、日常生活習慣、1日の行動パターン、年齢・性別、職業・地位、理解力（読・書・算）、視力、聴力、四肢機能

出典：井上幸子ほか編：看護学大系12 成人の看護 第2版、日本看護協会出版会、1996年

私たち患者の考えや訴えは多様です。それを踏まえて丁寧に対応していただくと有難いです。

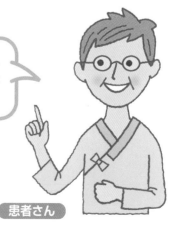

患者さん

回復期・維持期のポイント

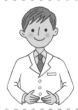

患者の行動変容をモデル化した理論に変容ステージモデルがあります。退院に向けた支援や退院後の支援のときにこのモデルを使用すると、患者が行動変容に向けどの段階にいるのかを把握でき、介入の方向性をより具体的にするのに役立ちます。

効果的な看護介入の指標

この変容ステージモデルにおいて、変容ステージの進展には、変容プロセス、自己効力感、意思決定のバランス（行動に伴う利益と不利益）が関連しており、特に患者の変容ステージと変容プロセスとの対応状況を知ることで、効果的な看護介入の指標にできます。

▼変容ステージと効果的な変容プロセス

変容ステージ	無関心期 6か月以内に行動を変えるつもりはない	関心期 6か月以内に行動を変えるつもりがある	準備期 1か月以内に行動を変えるつもりがある	実行期 過去6か月以内にライフスタイルの修正を実行した	維持期 行動を変えて6か月以上経過した
変容プロセス	意識の高まり 感情体験 環境の再評価	自己の再評価	自己の解放	強化マネジメント 支援関係の利用 逆条件付け 刺激の統制	

出典：佐藤栄子編：事例を通してやさしく学ぶ中範囲理論入門 第2版、日総研出版、2009年を参考に作成

人の心や行動は理論どおりにはいきません。患者を理論に当てはめようとするのではなく、様々な側面から評価してくことが必要です。

ベテランナース

そのため、患者の情報収集を行う中で、対象者の言動から問題となる行動や変容ステージを判断し、次のステージに有効な変容プロセスを確認し、不足しているプロセスに対し計画を立案、実施していくことが必要です。

ただし、すべての患者がこのプロセスどおりに進むとは限りません。また、前に進んだり後戻りしたりと、行動変容のプロセスは個々の患者によって異なります。このプロセスどおりに患者を無理に当てはめようとすると、患者のレディネスを無視することになるだけでなく、精神的な苦痛を与えかねませんので、十分に注意しながら活用することが重要です。

心臓血管外科手術を受ける患者の看護において、術前・術後管理、退院支援や行動変容への関わりなど、看護師に求められるものは大きく、患者を全体的にアセスメントしながら、効果的な看護介入をしていくことが重要です。そのためには、知識や技術を磨き、より質の高い看護を提供するための努力が必要であると考えます。

▼変容プロセスの定義と介入方法

変容プロセス	定義	介入方法
意識の高まり	個人が抱える健康上の問題行動の原因、結果、治療についての知識が増し、関心や認識が高まることをいう。	フィードバック、教育、意見の対立、説明、読書療法、メディアキャンペーンなどが効果的とされている。
感情体験	増幅された感情的体験がつくり出されることをいう。例えば、「もし自分が適切な行動を起こせば、脅威を減少させることができる」といった感情面への揺さぶりをいう。	心理劇、ロールプレイング、個人的な陳述、メディアキャンペーンなどが、人々を感情的に揺さぶるテクニックとして挙げられる。
環境の再評価	ある特定の不健康な習慣がある場合とない場合とで、その人が属している社会はどのような影響を受けているのか、についての認知的なアセスメントと情緒的なアセスメントを指す。また環境の再評価は、他者への役割モデルとしての「ポジティブなのか、ネガティブなのか」という認識を含む。	共感トレーニング、ドキュメンタリー、家族介入が、環境の再評価を導くテクニックの例として挙げられる。
自己の再評価	ある特定の不健康な習慣がある場合とない場合のセルフイメージについて、認知的なアセスメントと情緒的なアセスメントを行うことをいう。	価値の説明、健康的な役割モデルの提示、イメージ化などが、自己の再評価に導くテクニックの例として挙げられる。
自己の解放	自分は変化できているという信念を持つことと、その信念を実行するという公約をすることの2つをいう。	信念の決意、他者への公言・公約などが、自己の解放を促す例として挙げられる。
強化マネジメント	目指す方向へと個人を導くための、補強的な働きかけをいう。	例えば、褒美、場合によっては罰などをいう。褒美は、変容の途中にある人たちにとっては、罰よりも多大な効果をもたらすことが確認されている。目標達成時の自らのボーナス、前向きな自己表明、グループ認識の共有化などは、個人がより健康的な反応を繰り返すための強化となり、可能性を高めることにも役立つ。

変容プロセス	定義	介入方法
支援関係の利用	健康行動の変化に対するサポートだけでなく、ケアリング、信頼関係の形成、開示や受容も含む。	ソーシャルサポートの資源には、ラポールの形成、療法的なグループ、カウンセラーへの電話などがなり得る。
逆条件付け	問題行動の代わりとなるような、より健康的な行動を学ぶことである。	「リラクセーションはストレスに対処することができる」「アサーションは仲間の圧力に対抗する」「ファットフリー食品はより安全な代用食品となる」などが挙げられる。
刺激の統制	不健康な習慣のきっかけとなる要因を取り除くことと、より健康的な選択肢を増やすことをいう。	回避行動や環境の再調整、セルフ・ヘルプ・グループは、個人の変容を支援する刺激と同時に、逆戻りのリスクを減少させる刺激を提供する。

出典：佐藤栄子編：事例を通してやさしく学ぶ中範囲理論入門 第2版、日総研出版、2009年を参考に作成

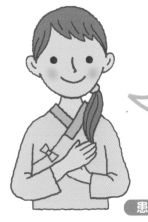

行動変容のプロセスは、前に進んだり後戻りしたりと、患者個々により異なるので、十分に注意しながら活用してもらいたいです。

患者さん

chapter 6

心臓リハビリテーションの
ポイント

心臓血管外科手術後、重要となるのは「早期離床」です。

「せん妄」への予防策としても早期離床は重要ですが、

廃用症候群や術後合併症を予防するうえでも、

看護師と理学療法士が一体となって行っていく必要があります。

心臓リハビリテーションの ポイント

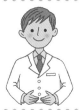 **心臓リハビリテーション** (以下、心臓リハビリとも表記) とは、心大血管疾患患者に対して医学的な評価や運動処方に基づき、運動療法や患者教育、カウンセリングなど多職種で協力して行う多面的・包括的プログラムのことです。

 ## 心臓リハビリの目的

　心臓血管外科手術後の過剰な安静臥床はディコンディショニング (廃用症候群) や術後合併症の発症を助長します。急性期心臓リハビリの目的は、術後合併症の予防、身体機能低下の予防、日常生活動作能力 (ADL) の早期再獲得です。

 ## 術後早期心臓リハビリの実際

●心臓リハビリ介入前の全身状態の評価

　術後早期心臓リハビリを実施する前には、基礎心疾患の重症度、術後経過、呼吸・循環動態および自覚症状など、術前・術中・術後の全身状態を総合的に評価することが重要です。心臓血管外科手術後の全身状態に応じて、術後早期心臓リハビリの適応・禁忌を判断するとともに、術後早期心臓リハビリプログラムを決定します。術後早期心臓リハビリでは、ベッドアップ、座位練習、立位練習、歩行練習と段階的に進めていく方法が一般的です。

●ポジショニング、ベッドアップ、受動座位練習

　無気肺などの呼吸器合併症や褥瘡の予防、起立性低血圧の予防のために、ポジショニング、ベッドアップ、受動座位練習を行います。安全に実施するためには、周辺の治療機器の設置場所、人工呼吸器のチューブ、点滴ルートやカテーテルの位置、長さに注意しながら、目的に沿った姿勢に体位を調整します。姿勢の変化に伴う呼吸・循環動態の反応、自覚症状、身体所見の評価に基づき段階的にベッドアップや受動座位の時間を長くします。

●関節可動域練習、ストレッチ、レジスタンストレーニング

関節拘縮、筋肉量や筋力の低下、生活機能の低下を防ぐために、各関節を動かす運動や筋肉のストレッチ運動を行います。指示動作が困難な場合は、他動的な関節可動域練習やストレッチを実施します。指示動作が可能な場合は自動的な関節可動域練習を行い、呼吸・循環動態を見ながら離床準備を目的としたレジスタンストレーニングを実施します。レジスタンストレーニングでは、徒手的な抵抗を加えてベッド上で上下肢の屈伸運動を行います。

●端坐位練習

ベッドアップ・受動座位においても呼吸・循環動態が安定していれば、端坐位練習へと移行します。長期間臥床を余儀なくされた患者さんでは、下肢を下垂位（ベッドから下に下ろした状態）にしたとき、低血圧ならびにめまいや意識レベル低下が起こる可能性があるため、呼吸・循環動態の変化に加えて自覚症状にも注意が必要です。

●立ち上がり・立位練習

端坐位練習で問題がなければ、立ち上がり・立位練習を実施します。立ち上がり練習の際は、下肢筋力に応じて座面の高さを調整する必要があります。端座位練習のときと同様に、立ち上がり・立位に姿勢を変えた際に血圧が下がる起立性低血圧には注意します。また、手すりやベッド柵など安定した支持物を保持してもらい、バランス機能に応じて上肢の支持量を調整します。また、立位姿勢の安定が得られれば、その場での足踏み練習を行い、歩行練習に備えます。

●移乗動作・歩行練習

立位練習で問題がなければ、移乗動作、そして歩行練習を実施します。呼吸循環動態、疲労感や呼吸困難感などの自覚症状ならびに身体機能に応じて、歩行距離や歩行速度を段階的に増加します。また、歩行補助具や点滴棒などを使用した状態からそれらを使用しない状態での歩行練習へと、入院前の移動動作能力の再獲得を図ります。

---

column

せん妄

心臓血管外科手術後の心臓リハビリの阻害因子の1つにせん妄があります。せん妄とは、突発的に起こる意識精神障害のことです。高齢であったり術前から認知機能が低下していたりすると、術後にせん妄を発症するリスクが高いといわれています。せん妄を発症すると長期の生存率が低くなり、認知機能が低下したままとなることが知られています。そのため、可能な限りせん妄を予防することが重要です。早期離床はせん妄予防に有効であることが示されており、多職種が協働して早期離床を行うことはとても重要です。

回復期（前期）心臓リハビリの実際

● **運動療法、退院時指導、生活指導**

　回復期（前期）では、さらに活動量を拡大して身体機能の向上を図ります。運動療法としては、ウォームアップを実施したあとに、自転車エルゴメータやトレッドミルを用いた20〜30分間の有酸素運動、トレーニングマシンを用いたレジスタンストレーニング、クールダウンを行います。持続的な有酸素運動が難しい患者さんに対しては、中等度〜高強度の運動1〜5分の短い運動期と休息期を繰り返すインターバルトレーニングを行う場合もあります。また、状態が安定している患者さんに対しては運動処方を決定するために、心肺運動負荷試験（CPX）が行われます。運動療法と併行して日常生活上の注意点（血圧・排便コントロール、塩分制限、水分摂取の必要性、胸骨保護）、心不全症状および術後合併症（創感染、輸血による副作用）への気づき・評価方法の教育・指導、緊急受診方法の指導などを家族も含めて行います。

回復期（後期）心臓リハビリの実際

　回復期（後期）では、生活習慣の是正状況や身体活動量が適切かどうかを確認します。さらに不安・抑うつなどの精神的障害を改善し、よりよい身体的・精神的状態で社会復帰することを目的とします。心臓リハビリは、身体機能や生活機能の改善を目的とした入院中の取り組みに加えて、疾患の再発予防や予後改善のために退院後も生涯にわたって行う必要があります。多職種が協同して面談や服薬指導、栄養指導、心理カウンセリングなどを行いながら、患者と家族が適切な疾患管理を実践できるよう、継続的に支援することが重要です。

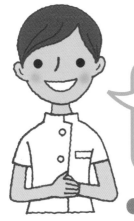

　心大血管疾患の再発予防を目的とした包括的心臓リハビリは、生涯にわたって続けていく必要があります。入院期間が短縮している現在では、外来での回復期（後期）をはじめ退院後も継続して包括的心臓リハビリを実施できるようなシステムの構築が急務となっています。

先輩ナース

心臓リハビリのスケジュール

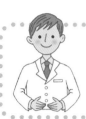

心臓血管外科手術後の心臓リハビリでは、術後の呼吸・循環動態に応じてできるだけ早期から離床準備および離床を中心とする心臓リハビリを開始し、段階的に身体活動を漸増していきます。

✚ リハビリ中止基準

　離床準備や離床を目的とした心臓リハビリを安全に実施するためには、重症度や術後急性期および術後の合併症の管理状況に応じてリスクの層別化を行い、重篤な心イベントに対する適切な緊急時対応を準備したうえで、次表のような心臓血管外科手術後のリハビリ中止基準を守って段階的な実施を行います。

▼リハビリ中止基準

絶対的禁忌

項目	基準値
心拍数 (HR)	亜急性心筋虚血
	HR < 40回/分
	HR > 130回/分
血圧	平均動脈圧(MAP) < 60mmHg
	MAP > 110mmHg
酸素飽和度 (SpO$_2$)	SpO$_2$ ≦ 90%
人工呼吸器設定	吸入酸素濃度 (FiO$_2$) ≧ 0.6
	呼気終末陽圧 (PEEP) ≧ 10cmH$_2$O
呼吸回数	呼吸回数 > 40回/分
意識レベル	RASSスコア：－4、－5、3、4
薬剤投与量	ドーパミン ≧ 10mcg/kg/分
	ノルアドレナリン ≧ 0.1mcg/kg/分
体温	≧ 38.5℃
	< 36℃

相対的禁忌

項目	基準値
医学的観点	意識レベルの低下
	発汗
	顔色不良
	疼痛
	疲労
骨折後安定していない状態	
動作を安全に行えない位置にある点滴ライン	
神経学的に不安定な状態：頭蓋内圧 (Intra Cranial Pressure：ICP) ≧ 20H$_2$O	

出典：Juultie Sommers, et al.：Clin Rehabil, 2015を参考に作成

　この表は、リハビリ介入前および介入中の絶対的および相対的禁忌を示しています。介入に伴うリスクとベネフィットを考慮し、それぞれの患者の介入ごとに患者の状態を評価し、判断する必要があります。

心臓リハビリの中止基準を守りつつ、医師、理学療法士、臨床工学技士などの多職種と協力し、個々の患者の全身状態に応じた心臓リハビリを安全に実施していくことに加えて、退院後の日常生活を想定して段階的に身体活動を促していくことが重要です。

ベテランナース

ステップアップ基準

　術後リハビリはリハビリ中止基準を守りつつ、自覚症状、他覚症状、呼吸回数、心電図変化、血圧、心拍数などを総合的に評価し、全身状態を観察しながら、段階的に心臓リハビリのステージを進めていきます（次表）。

▼心臓手術後急性期リハビリテーションプログラムの一例

	時期	Ⅰ	Ⅱ	Ⅲ	Ⅳ	Ⅴ	Ⅵ	Ⅶ
	場所	ICU	病棟				心臓リハビリテーション室	
	内容	・呼吸練習 ・ROM/ストレッチ ・端座位 ・立位	・歩行（10〜20m）	・歩行（100m程度） ・下肢運動（自重）	・歩行（200m程度） ・下肢運動（自重）	・歩行（400m程度） ・下肢運動（自重）	・自転車エルゴメータ ・トレッドミル ※2.5〜3METs・15〜25分、段階的に向上	
		※深呼吸、喀痰練習、ROMなどは必要に応じて継続、教育・指導も並行して実施する						
	安静度	ベッド上	トイレ歩行可 ――――― 自室からトイレまでの移動が可能	病棟内歩行可 ――――― 病棟内のラウンジ・廊下への移動が可能		院内歩行可 ――――― 院内（病棟フロア）から逸脱して移動が可能		
病棟内での生活動作	移乗	部分介助	部分介助	自立				
	整容	部分介助	部分介助	自立				
	トイレ動作	ベッド上・車椅子	監視下	自立	自立	自立	自立	自立
	清拭	全介助	部分介助	部分介助／自立	自立	自立	自立	自立
	着替え	全介助	部分介助	部分介助／自立	自立	自立	自立	自立

提供：榊原記念病院

運動処方

運動療法を安全かつ効果的に行うためには、適切な運動処方が重要です。運動処方の構成要素として、運動の種類、運動強度、運動の頻度、運動の継続時間ならびに身体活動度の増加に伴う再処方、の5つが挙げられます。運動の種類としては、持久性の有酸素運動とレジスタンストレーニングに分けられます。有酸素運動では、ウォーキングや自転車エルゴメータを用いた運動をします。またレジスタンストレーニングでは、身体機能に応じて自重やトレーニングマシンを使用した運動をします。

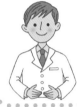

心臓血管外科手術後の患者に対して有酸素運動の運動処方をする際には、主に以下の3つの方法が、運動強度の決定に用いられます。

最高酸素摂取量

心肺運動負荷試験（CPX）を用いて算出された最高酸素摂取量の60〜70%、または嫌気性代謝閾値（AT）レベルを運動強度の目安とします。**嫌気性代謝閾値**とは、有酸素運動から無酸素運動に切り替わる転換点となる運動強度のレベルのことをいいます。一般的に有酸素運動ではATレベルでの運動療法が推奨されています。

心拍予備能

カルボーネンの式を用いて、最大心拍数と安静心拍数の差に係数0.5〜0.7を乗じて、安静時心拍数に加える、もしくは最大心拍数の70〜85%を目標心拍数とします。

目標心拍数＝{（220−年齢）−安静時心拍数}×運動強度（k）＋安静時心拍数

自覚的運動強度（ボルグスケール）

ボルグスケールの「13」がATレベルに該当するため、運動強度としては11〜13レベルで行います。

▼自覚的運動強度（ボルグスケール）

指数 (Scale)	自覚的運動強度 RPE (ratings of perceived exertion)	運動強度 (%)
20	もう限界	100
19	非常につらい (very very hard)	95
18		
17	かなりつらい (very hard)	85
16		
15	つらい (hard)	70
14		
13	ややつらい (somewhat hard)	55 (ATに相当)
12		
11	楽である (fainly light)	40
10		
9	かなり楽である (very light)	20
8		
7	非常に楽である (very very light)	5
6		

出典：上月正博編著：心臓リハビリテーション、p.247、医歯薬出版、2013年

運動の時間・頻度としては、1回30〜60分、週に3〜5回実施することが推奨されています。運動療法の導入初期では運動時間・回数を少なめとし、段階的に漸増していくことが安全かつ継続的に運動を実施するうえで重要です。

レジスタンストレーニングにおける運動強度の設定では、1回反復できる最大重量（1 repetition maximum：1RM）を求め、その相対的な割合で運動処方をします。上肢運動では1RMの30〜40%、下肢運動では50〜60%の負荷で行います。回数は10〜15回で1セットを目安とし、2〜3セット繰り返します。頻度としては週に2〜3回行います。

また、レジスタンストレーニングを安全に実施するうえで、急激な血圧上昇を招くバルサルバ効果を避けるために、呼吸を止めないことが重要です。意識的に呼吸を吐きながら実施する、声を出して実施するなどの指導を工夫します。

MET

　運動強度の単位として、MET（metabolic equivalent）があります。これは安静座位の酸素摂取量を1METとして、身体活動の強さを示す指標です。退院後に実施する日常生活動作や復職に必要な身体活動の強さがどのくらいなのかを確認し、具体的な身体活動の指導を実施することが重要です。

▼日常活動度の目安

メッツ	日常の労作	趣味	運動	仕事
1〜2	食事、洗面、裁縫、編み物、自動車の運転	ラジオやテレビの観賞、読書、トランプ、囲碁、将棋	かなりゆっくり歩く（1.6km/h）	一般事務
2〜3	電車などで立って乗る、小物の洗濯、モップでの床拭き	ボーリング、盆栽の手入れ、ゴルフ（カート利用）	ゆったりした平地歩行（3.2km/h）2階までゆっくり上がる	守衛（管理人）、楽器の演奏
3〜4	シャワーを浴びる、10kgの荷物を背負って歩く、炊事一般、蒲団を敷く、膝をついての床拭き	ラジオ体操、釣り、バドミントン、ゴルフ	少し速く歩く（4.8km/h）2階まで昇る	機械の組み立て、溶接作業、タクシー・トラックの運転
4〜5	10kgの荷物を抱えて歩く、簡単な草むしり、立膝での床拭き、夫婦生活、入浴	陶芸、ダンス、卓球、テニス、キャッチボール、ゴルフ（打ちっ放し）	速く歩く（5.6km/h）	ペンキ塗り、壁紙塗り、軽い大工仕事
5〜6	10kgの荷物を片手に下げて歩く、ガーデニング（軽い土で）	渓流釣り、アイススケート	かなり速く歩く（6.5km/h）	大工仕事、農作業
6〜7	シャベルで地面を掘る、雪かき	フォークダンス、軽いクロスカントリー（4km/h）		
7〜8		水泳、登山、スキー	ジョギング（8.0km/h）	
8〜	階段で10階以上昇る	各種スポーツ競技		

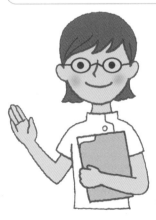

心機能低下や身体機能低下を伴う患者さんに運動療法を行う際、定期的に運動の強度や時間、回数などが適切かどうかを評価し、運動処方の再調整を行うことが重要です。また、運動処方の評価には、運動中だけでなく、運動を実施した翌日以降の疲労感や筋肉・関節痛などのモニタリングも大切です。

ベテランナース

心臓リハビリテーションの注意点

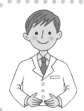

運動療法には様々な効果がある一方で、不整脈などの呼吸・循環動態に悪影響を及ぼすリスクがあります。患者の疾患や全身状態を評価し、運動療法の適応かどうかだけでなく、運動療法によるリスクを層別化したうえで、安全かつ効果的な心臓リハビリを実施します。

術式や切開方法による注意点

　大血管術後や弁形成術後の患者は過度な血圧上昇を避ける必要があるため、息こらえをしないよう動作指導するとともに、動作時の至適血圧について、担当医に確認しておく必要があります。

　胸骨正中切開術後の患者では、胸骨保護の観点から、上半身の過剰な捻転動作や重量物の挙上動作を回避するよう指導する必要があります。また、感染リスクの観点から、術後早期の水中での

トレーニングや共用の浴場の使用は避けるほうが望ましいです。胸骨正中切開術後の患者に対して中等度～高強度でのレジスタンストレーニングを行うときは、胸骨保護の必要があるため、上肢のレジスタンストレーニングは胸骨の癒合を確認できる術後8週間後を目安に開始するようにします。

心室性期外収縮

　運動中は心筋酸素消費量の増加や交感神経活性の亢進によって、電気的な異所性活動が起こりやすくなります。運動中に出現する不整脈の中で最も多いのは心室性期外収縮です。心室性期外収縮は突然死に関連する可能性があるため、注意が必要です。Lown分類4b以上に該当する心室性期外収縮の場合は、運動を中止します。

▼Lown 分類

grade	0	期外収縮なし
	1	散発性 (30/ 時間未満)
	2	多発性 (30/ 時間以上)
	3	多形性
	4a	2連発
	4b	3連発以上
	5	R on T

心房細動

　運動中、新規に心房細動が出現した場合は運動を中止し、バイタルサインや自覚症状を確認したうえで担当医や担当看護師に報告します。心拍数が安定している慢性心房細動の患者の場合は、担当医と相談のうえ運動中の急激な心拍数や血圧の変化に注意したうえで運動を実施します。

薬剤

　心臓血管外科手術後の患者は、術後早期はカテコラミンや降圧剤、利尿剤などが点滴で投与されています。また、病態の安定化に伴い点滴から内服薬に移行し、それぞれの疾患や状態に応じた薬を内服しています。それぞれの薬の効果によって、運動中の血圧や心拍数の変動に影響をきたす可能性があるため、患者に投与されている薬の内容や効果を確認しておくことが重要です。

栄養

　心臓血管外科手術後の患者は、手術の侵襲や炎症などの影響により、運動に必要な蛋白質の異化（蛋白質の分解）が亢進している状態になるといわれています。栄養状態が十分でなければ、運動に必要なエネルギーが不足し運動療法の十分な効果が得られないだけでなく、蛋白質の分解が進んでしまう悪循環を引き起こす可能性があります。そのため、運動療法を行ううえで、栄養状態を評価し必要に応じて介入することはとても大切です。

ペースメーカー、ICD、CRTD

　運動療法中、ペースメーカーにセンシング（感知）不全やペーシング不全が起こっていないか注意が必要です。術後に発症した徐脈性の不整脈に対して一時的にペースメーカーが挿入される場合があります。その場合、運動中のペースメーカーの機能不全に加えて、リードの先端にずれが生じていないか、日々の胸部レントゲンで確認することも重要です。また、ペースメーカーの設定によっては、運動中の心拍数の応答が不十分となる可能性もあるため、ペースメーカーの設定をあらかじめ確認することが大切です。

心臓リハビリテーションの効果

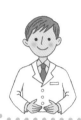

心臓リハビリにおける運動療法において、運動耐容能の改善は最も重要な指標であり、持久力の指標としても用いられる最高酸素摂取量（peak oxygen uptake：Peak VO$_2$）は、2〜6か月の運動療法により5〜25%増加します。そのほかにも運動療法は、様々な身体効果が証明されています。心臓リハビリテーションは運動療法だけではなく、教育や心理的ケアなど多面的な観点から包括的に実施される必要があります。

運動療法の効果

冠動脈バイパス術後症例ではPeak VO$_2$に加えて、心拍数、換気量-二酸化炭素排出量関係（VE vs. VCO$_2$ slope）および最高酸素脈が改善します。その結果、日常生活での労作における相対的な心負荷が低下し、日常生活における息切れや狭心痛などの症状が改善します。また、日常生活の労作が容易になることでQOLが改善します。表に示すように、運動療法によって運動耐容能の改善以外にも様々な効果が得られます。

▼包括的心臓リハビリの効果

項目	内容
運動耐容能	・最高酸素摂取量の増加 ・最大下、同一負荷量での乳酸濃度の減少 ・嫌気性代謝閾値の上昇
骨格筋	・骨格筋毛細血管密度の増加 ・ミトコンドリアの増加 ・Ⅱ型からⅠ型への筋線維の変換
冠危険因子	・HDLコレステロールの増加 ・中性脂肪の減少 ・血圧・血糖コントロールの改善 ・体重減少
末梢循環	・微小循環の改善 ・末梢動脈血管内皮機能の改善
自律神経機能	・自律神経機能の改善
換気機能	・呼吸困難感の軽減
精神・心理	・不安、ストレス、うつ状態の改善
QOL	・QOLの改善
生命予後	・全死亡率の減少 ・心血管死亡率の減少

高齢心疾患患者に対する運動療法

　近年の高齢化に加え、新しい治療方法の登場など手術技術が向上したことにより、高齢の心臓血管手術患者が増加しています。高齢心疾患患者における運動療法の効果に関しても、身体能力の向上とQOLの改善が見られるといわれています。一方で、術前から身体機能が低下していることもあるため、個々の患者の状態に応じた運動内容の選択や運動負荷量の調整が必要となり、下の表のようなポイントをふまえた介入が必要です。

　また、高齢心疾患患者では、退院後に運動療法の継続が困難な場合が多く見られます。退院後の再入院予防や身体機能向上に向けた疾患管理や運動療法の継続のために、社会福祉資源の活用を早期から検討することが大切です。

▼高齢心疾患患者に対する運動療法のポイント

●同年齢であっても個人差が大きい
●加齢そのものによる心臓の特徴がある ・心房細動の増加　　　　　　　　　　　　　・心拡張能の低下 ・心拍出量増加不全になりやすい（前負荷減少、後負荷増大のため）
●多くの合併疾患を抱えている ・呼吸器系、精神・神経系、整形外科系疾患など 　➡高齢者特有の心臓の特徴や合併疾患をふまえたリハビリを行う必要がある
●身体機能が低い ・フレイル※1の割合が多い　　　　　　　　　・サルコペニア※2の割合が多い 　➡一度に高強度の運動を行うのではなく、低強度の運動を複数回に分けて実施する
●栄養状態が悪い ・味覚障害　　　　　　　　　　　　　　　　・食欲不振に陥りやすい 　➡早期からの栄養状態・食事摂取状況の評価、食事形態の変更や栄養補助食品の追加などを検討
●認知機能が低下している ・認知機能低下によるせん妄リスク ・認知機能の低下により病識が低下したり理解力・記銘力が低下している可能性 　➡疾患管理や運動療法に関する教育・指導は、家族も含めて実施する
●社会背景が複雑化 ・独居、老々介護　　　　　　　　　　　　　・要支援、要介護状態 　➡生活背景を把握し、早期から多職種で介入を行う

※1　フレイル：加齢により心身の脆弱性が出現した状態
※2　サルコペニア：加齢に伴う骨格筋量と骨格筋力の低下のこと

chapter 7

在宅での看護

心臓血管外科手術後の患者の中には、
帰宅後も様々なサポートを必要とする患者が多くいます。
このchapterでは、在宅で看護を継続するためのポイントを理解しましょう。

在宅療養をする患者の特徴

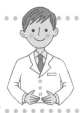

退院後には患者は皆、患者自身の通常の生活が待っています。自宅へ戻っても支援を必要とするのはどのような患者か、在宅医療による支援とはどのようなものかを説明したいと思います。

在宅医療とは

在宅医療とは、生活の場である自宅や施設を医療者が直接訪問して行う医療のことをいいます。医師が診療計画に基づき定期診察を行う**訪問診療**や、患者の求めに応じて診療に行く**往診**のほか、看護師、歯科医師、薬剤師、リハビリ専門職などが訪問し、診療や検査、医療機器の管理や生活指導などを行います。

一般に病院医療が病気の治癒を目標とした医療であるのに対して、在宅医療は、要介護状態となってもできる限り住み慣れた地域で自分らしく療養することができるように、退院支援から日常の療養支援、急変時対応、そして在宅看取りに至るまで、多職種チームによる生活の質を重視した包括的ケアを目標として行われます。

どのような患者が対象となるのか

在宅医療が必要な患者は、基本的に「通院が困難な患者」だということを覚えておきましょう。**通院困難**というのは、術後の廃用症候群や脳梗塞後のように機能的に歩行での通院ができないということだけではありません。

例えば、認知症があるためひとりで病院へ行くことができない、というのも通院困難と判断できるでしょう。また、弁置換術後の低心機能患者に

とっては通院すること自体が心負荷となって心不全が増悪するリスクがある、といった場合も通院困難と判断して差し支えないと思います。

通院困難については、疾患の影響でひとりでの通院が困難、もしくは通院が疾病管理上悪い影響を与える可能性がある、ということをベースに考えていくのがよいでしょう。

✚ 患者を取り巻く背景・環境

心臓血管外科手術を受ける患者は、高齢者が少なくありません。高齢者は身体・運動機能の低下といった身体的なフレイルのほか、うつや不安、認知機能低下などの精神・心理的フレイルや、独居、老老介護、また住環境の構造上の問題や衛生上の問題、さらには経済面での問題などの社会的なフレイルを認めることがあります。このような種々の問題が、在宅での管理において支障をきたすのはよくあることです。そのため、退院前には病状のアセスメントのほかに、退院後の療養に関するアセスメントを十分に行う必要があります。

▼療養に影響を及ぼす要因

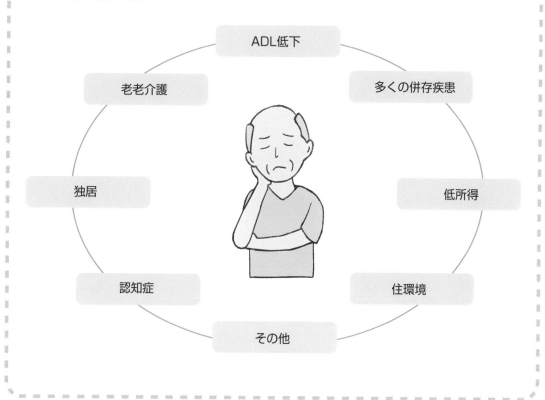

心臓血管外科手術後に心不全で再入院をする患者の多くは、食事、内服、活動量などセルフケアが行き届いていない患者さんです。特に高齢者は、身体、心理、社会的問題が複雑に関連しながら、生活の場で心不全が悪くなりがちです。手術が成功しても自宅でのセルフケアに不安のある患者さんについては、不足する部分のサポートが受けられるように在宅サービスを検討しましょう。

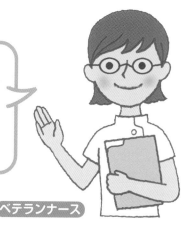

ベテランナース

在宅における制度、社会資源

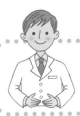

在宅での支援は病院に比べて、より多くの制度と職種によって支えられます。それらについて説明したいと思います。

➕ 制度について

病院では医療保険制度による医療提供が行われていますが、在宅では医療保険だけではなく、介護保険制度や福祉制度などが関わってきます。

介護保険制度についてはのちほど説明しますが、介護保険を利用できない人が医療保険で利用できるサービスもありますし、弁置換術を行った

患者は身体障害認定を受けることができます。

まずはこのように様々な患者に対して複雑な制度が在宅医療を支える基盤となっていることを理解しておくことが大切です。

▼在宅における制度

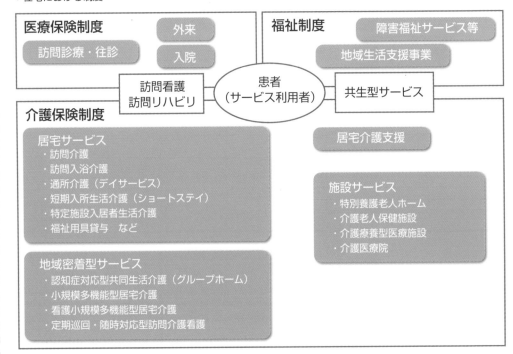

出典：永井康徳著・日経ヘルスケア編：たんぽぽ先生の在宅報酬算定マニュアル 第5版、p.19 図1 在宅医療に関連する各種制度、日経BP社、2018年

介護保険制度について

在宅医療を必要とする患者は高齢者が大多数であり、介護保険制度が在宅医療を支える大きな柱となっています。介護保険は、基本的に65歳以上の介護を必要とする人が要介護認定を受けて利用します。また、40歳以上64歳以下の人も「特定疾病」に当てはまる疾患があり、かつ介護を必要と する状態であれば、要介護認定を申請することができます。前者を**第一号被保険者**、後者を**第二号被保険者**と呼びます。**特定疾病**には、手術を必要とする心疾患患者に該当する疾病はなく、第一号被保険者以外の人は、別の制度を活用することになります。

在宅で活動している職種

在宅では、医療職以外にも介護職や福祉職といった多職種が協働しながら患者を支えています。

●医師

患者の自宅を訪問して診療を行います。医師は医療保険のもとで訪問することができ、自宅においても採血や各種検査を行ったり、利尿剤や抗生剤、補液といった薬剤を投与することができます。

●訪問看護師

訪問看護師は、自宅において患者の状態観察や療養上の世話、診療の補助を行います。介護保険と医療保険のもとで訪問しますが、介護認定を受けている患者の場合は基本的に介護保険が優先となります。

●薬剤師

介護・医療保険のもとで訪問することができ、自宅へ処方薬を届けると同時に、服薬管理や副作用のモニタリングなどを行います。

●リハビリスタッフ

理学療法士、作業療法士、言語聴覚士が自宅やデイケアなどでリハビリを行います。

●ケアマネジャー

介護認定を受けた患者の介護プラン作成やサービス調整などを行います。

●ソーシャルワーカー

医療機関や社会福祉協議会などに在籍して、様々な問題に対して社会福祉の視点から相談・調整を行っています。

●その他

管理栄養士、歯科医師、ホームヘルパーなど多くの職種が在宅療養を支えています。

たくさんの制度が複雑に絡み合っているので、それらを十分に理解することはとても困難です。こういった制度が患者さんを支えていることを知っておき、患者さんの問題に対してどういった制度が利用できるのかを、医療ソーシャルワーカーなどの専門的な知識のある職種に相談していくことが大切です。

ベテランナース

インフォーマルサービス

　在宅における制度は、前述のように非常に複雑に絡み合い、様々な疾患や背景を持つ患者を支えています。しかしながら、在宅における制度の柱である介護保険では、心不全患者などADLが比較的保たれている患者は介護度が低く評価されることも多く、サービス導入を検討しても必要なサービスを十分に導入できないといったことが少なくありません。そこで、制度に基づいたサービス、いわゆる「フォーマルサービス」ではなく、制度に基づかない「インフォーマルサービス」の活用も視野に入れて、在宅療養の支援を検討することも重要です。家族や近所の知人の支援もこれに該当しますし、自治会や老人会などの地域の組織、そして無償ボランティアや企業が行っている有償サービス（宅配食や見守りサービスなど）といったものもあります。地域にある様々な社会資源を見つけて活用することも積極的に検討していきましょう。

介護負担

　在宅で介護をするということは、服薬の管理をする、軟膏を塗る、体温を測定するといった看護や、おむつを交換する、状態に合わせた食事をつくり食事介助をするといった介護に加え、生計を成り立たせるために仕事をし、患者が意思決定できない部分を代理意思決定者として治療・療養の方針を考えるといった家族としての役割までも介護者が担うことになります。介護者がこれらの役割を担い続けていく中で、身体的、精神的、社会・経済的な負担は計り知れません。このような負担があることを看護師は理解し、介護者にとって何が負担となっているのかを具体的にアセスメントして、その負担に対して適切な看護を提供することも大切な看護といえます。

　在宅で介護者がいる場合の看護は、介護者に対して、患者の看護面や介護面での負担を軽減できるような助言や指導を行ったり、適切なサービスの利用調整などを行っていきます。そのためにはケアマネジャーやソーシャルワーカーといった、制度に精通した職種と連携を図っていく必要があります。

在宅療養をする患者の看護のポイント

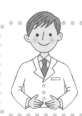

在宅療養を行っている患者を支えるための看護は、訪問看護はもちろんですが様々な形をとることが可能です。具体例を交えながらポイントを説明します。

訪問看護の導入

● どのような患者に導入を検討したらよいか？

心臓血管外科手術を受けた患者のうち、訪問看護の導入を視野に入れた退院調整をすべき例を次に挙げました。複数の項目に当てはまる患者の場合は、より積極的に導入を検討してもよいと考えます。

・ADLの低下した患者
・低心機能で心不全入院歴のある患者
・高齢者
・独居、老老介護
・創部治癒が遅延している患者
・創部感染症のため長期入院となっている患者
　　など

● 導入の方法

介護認定を受けている患者に関しては、担当ケアマネジャーに導入の相談をします。

介護認定を受けていない患者は、医療保険で訪問看護の契約をすることになります。その場合は訪問看護ステーションに直接連絡・相談するとよいでしょう。また、退院直後や急性増悪時には**特別訪問看護指示書**の発行が可能です。頻回の訪問看護が必要な場合は、この方法を上手に活用してサポートします。

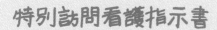

特別訪問看護指示書

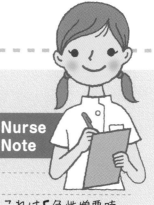

Nurse Note

特別訪問看護指示書は、通常の医療保険の訪問回数上限や介護保険点数にかかわらず、最長14日間の医療保険による訪問看護の利用が可能となる指示書です。これは『急性増悪時』、『終末期』、『退院直後』に医師が発行することが可能です。心臓血管外科手術を受けた患者に対して上手に活用することで早期退院が可能となる場合があることを知っておき、ソーシャルワーカーなどと相談をしてみましょう。

訪問看護の実際

術後に訪問看護を導入した実例を紹介します。

● Case 1：訪問看護導入症例

69歳女性。冠動脈バイパス術後、末期腎不全（維持透析中）、夫と2人暮らし、介護保険は未認定の患者。大伏在静脈グラフト採取の切開創の治癒遅延のため長期入院となっていた。夫へ創処置の指導を行っていたが手技の習得がなかなかできずにいた。その部分のサポートのため訪問看護を導入し自宅へ退院することとなった。

➡退院時に特別訪問看護指示書が発行され、14日間連日訪問。創処置を施行すると同時に、夫にも処置ができるよう指導を実施。特別訪問看護指示書の期間終了後は医療保険のもと週3回訪問を行い、創部の観察・処置と夫の手技の確認を行った。約2か月で完治し訪問看護が終了となった。

ポイント

創部の治癒遅延のため長期入院となった患者に訪問看護を導入しています。介護保険の認定がないため、医療保険で訪問することになり、訪問上限は週3回となります。退院時に特別訪問看護指示書を発行することで、連日訪問して、看護師が創処置をすることが可能となりますが、特別訪問看護指示書の期限が過ぎたあとのことを考えて、夫への指導に主眼を置いた看護を行ったことがポイントです。病院で創処置の指導が行われていますが、実際の自宅環境下で指導することで夫が手技を習得することができ、特別訪問看護指示書の期限が過ぎたあとも定期的な看護のみで完治できたと考えられます。

● Case 2：外来症例

76歳女性。冠動脈バイパス術後、LVEF（左室駆出率）20%、独居、介護保険は要介護1の患者。術後、心不全コントロールが不良で退院ができずにいた。強心剤離脱後に退院するにあたり循環器科のかかりつけ医による月2回の外来診療が開始となった。

➡外来では外来看護師により、食事や服薬、活動などの疾病管理に関わる日常生活状況を確認。毎日の体重や症状変化を患者と振り返り、適切なセルフケアができるよう指導を行った。それでも過活動、内服忘れをすることがあったため、ケアマネジャーと相談のうえ、デイサービスの利用とホームヘルパーの導入の調整を行い、内服忘れと過活動を抑えることができた。

ポイント

術後の低心機能で心不全による再入院を繰り返す患者は少なくありません。外来看護につなぐことで、心不全増悪を予防することが可能となります。そして日常生活で疾病管理上問題となる部分を見極め、独居の患者であっても適切な社会資源を活用してセルフケアが不足している部分を補うこともでき、心不全増悪を予防できると考えられます。

情報共有

　在宅医療は多職種多施設からなるチームで患者を支えています。同じ施設で医療職によって編成される病院内チームとは異なり、気軽に顔を合わせて情報共有をするのが難しいこと、また、医学的知識を有しない介護職も重要なメンバーであることなどの理由から、それぞれのメンバーが持つ情報を上手に共有できることが、在宅療養を長く継続するためのひとつの鍵となります。在宅療養中の情報共有を行うにあたり、心不全手帳やお薬手帳といった各種手帳による情報共有、電話やFAX、メールといったコミュニケーションツールの利用のほかに、現在は医療用SNSなども開発されています。同じ質と量の情報を多職種多施設の間で一斉に共有できるといったメリットがあり、多くの職種が関わっている在宅医療では一般化しつつあります。患者の状態や背景、サポートチームの事情や情報の内容といったものを考慮して、最適なコミュニケーションツールを選択することが大切です。

心臓血管外科手術を受けた患者さんについては、手術を受けたあとの管理を考えることも大切な術後看護です。訪問看護を上手に活用したり外来看護につなげたりすることで、早期退院が可能となったり、心不全増悪による再入院を防ぐことができるのです。手術を受けた患者さんの「その後」を入院中から考えてみるようにしましょう。

ベテランナース

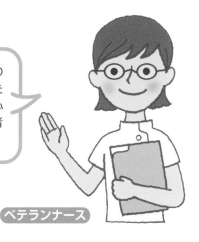

参考文献

● 天野篤、心臓手術の周術期管理、メディカルサイエンス・インターナショナル、2008年

● 池原弘展、虚血性心疾患の手術のケアのポイント、HEART nursing、vol22、No3、2009年

● 山口裕己ほか、僧帽弁狭窄、今日の心臓手術の適応と至適時期、文光堂、pp.119−131、2011年

● 松宮護郎ほか、大動脈弁狭窄症、今日の心臓手術の適応と至適時期、文光堂、pp.84-101、2011年

● 小宮達彦、弁膜症の手術、HEART nursing、vol21、No6、pp.38-42、2008年

● 安定冠動脈疾患の血行再建ガイドライン、2018年改定版、日本循環器学会

● 弁膜疾患の非薬物治療に関するガイドライン、2012改訂版、日本循環器学会

● 大動脈瘤・大動脈解離診療ガイドライン、2011年改訂版、日本循環器学会

● 豊田章宏他、外科手術前後の呼吸リハビリテーションと肺機能の経時的変化、リハビリテーション医学、38、pp.769-774、2001年

● Hulzebos EH, et al. Preoperative intensive inspiratory muscle training to prevent postoperative pulmonary complications in high-risk patients undergoing CABG surgery: a randomaized clinical trial. JAMA, 296(15): 1851-7, 2006年

● 眞嶋朋子他、心臓手術を受ける患者の不安要因と看護介入、日本看護科学会誌、14 (1)、pp.11-18, 1994年

● 安酸史子 他編、ナーシンググラフィカ 成人看護学 セルフマネジメント 第1版、メディカ出版、2005年

● 井上幸子 他編、生涯にわたり疾病コントロールを必要とする人の看護 看護学大系12 成人の看護、第2版、日本看護協会出版会、1997年

● 佐藤栄子、事例を通してやさしく学ぶ中範囲理論入門 第2版、日総研出版、2009年

● 永井康徳著、日経ヘルスケア編、たんぽぽ先生の在宅報酬算定マニュアル 第5版、日経BP社、2018年

● Nohria A, Tsang SW, Fang JC, et al. Clinical assessment identifies hemodynamic profiles that predict outcomes in patients admitted with heart failure. J Am Coll Cardiol 2003; 41: 1797-1804.

索引

MEMO

【著者紹介】

阿部 隼人（あべ　はやと）
北里大学大学院 看護学部

伊東 紀揮（いとう　のりき）
医療法人 社団ゆみの ゆみの訪問看護ステーション

小薗 愛夏（こぞの　あいか）
公益財団法人 日本心臓血圧研究振興会附属榊原記念病院

齋藤 正和（さいとう　まさかず）
順天堂大学 保健医療学部

長尾 工（ながお　たくみ）
公益財団法人 日本心臓血圧研究振興会附属榊原記念病院

前田 浩（まえだ　ひろし）
国家公務員共済組合連合会 虎の門病院

山形 泰士（やまがた　ひろし）
公益財団法人 日本心臓血圧研究振興会附属榊原記念病院

【キャラクター】大羽　りゑ
【本文図版・イラスト】タナカ　ヒデノリ
【編集協力】株式会社エディトリアルハウス

看護の現場ですぐに役立つ
心臓血管外科看護

発行日	2020年 8月 6日	第1版第1刷

編　著　前田　浩

発行者　斉藤　和邦
発行所　株式会社　秀和システム
　　　　〒135-0016
　　　　東京都江東区東陽2-4-2　新宮ビル2F
　　　　Tel 03-6264-3105（販売）Fax 03-6264-3094
印刷所　三松堂印刷株式会社　　　　Printed in Japan

ISBN978-4-7980-5785-9 C3047